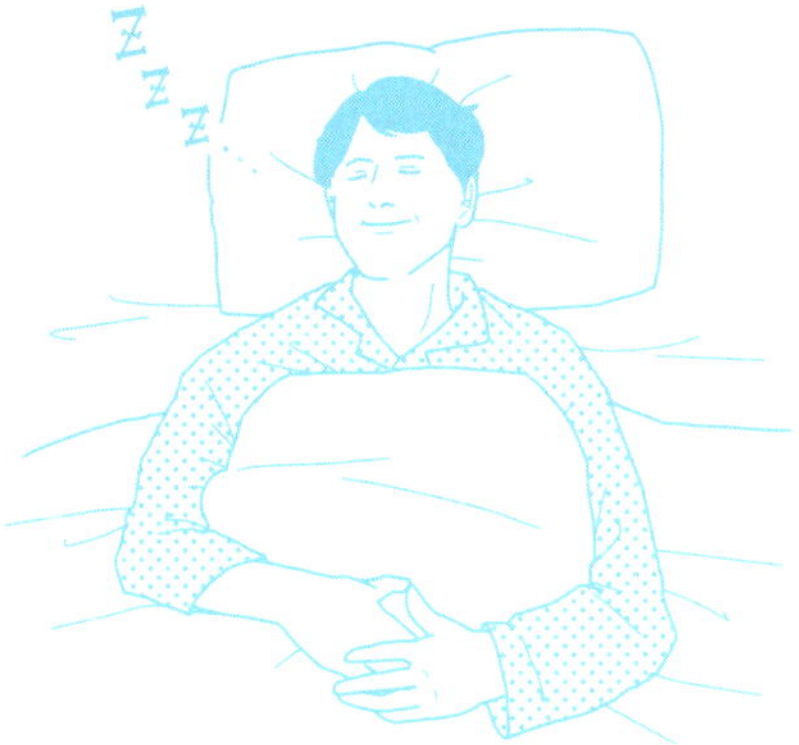

# 45歳からは「眠り方」を変えなさい

闘うビジネスマンの脳と体を最高レベルにする方法

医学博士
田中俊一

文響社

# 45歳からは「眠り方」を変えなさい

闘うビジネスマンの脳と体を最高レベルにする方法

医学博士
田中俊一

文響社

# はじめに
# 睡眠には、人生を変える力がある

本書では、脳と体——仕事や私生活における充実度と健康度——を最高レベルに高める睡眠の方法を紹介しています。
例えば、40代以降の人が抱えがちな以下の悩みは、すべて睡眠がカギを握っています。

「仕事の量は増え、責任も重くなる一方で、疲れやストレスを日々、感じている」
「若い頃のように無理ができないうえ、ここぞという場面で実力が出せなかったり、仕事も体型にもキレがなくなったり……」

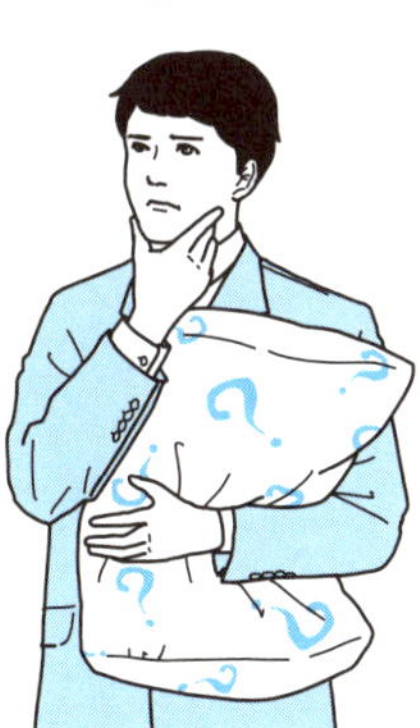

「実際に体重も増えてきて、
糖尿病や高血圧も
他人事とは言い切れない」
「落ち込んだり、元気が出なかったり、
不眠になったり……メンタル面が気になる」

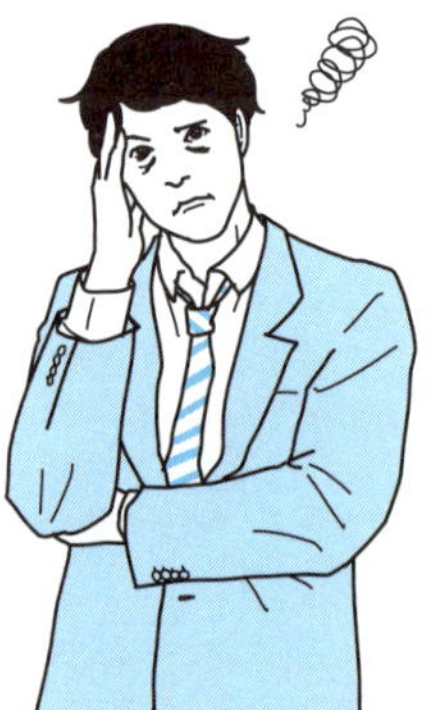

どれかひとつでも「これは自分のことだ」「そうかも」と感じる方にこそ、本書を手にとっていただきたいのです。スポーツを始める、ダイエットをする、病院へ行く、メンタルクリニックのドアを叩くなどする前に、ぜひ、「眠り方」を見直してみてください。

睡眠を変えると、人生が変わります。

これは決して大げさな言い方ではありません。私はこれまで35年間にわたって睡眠と生活習慣病を専門とするクリニックを運営し、のべ10万人ほどの方々が睡眠と人生を大きく変えるさまを見てきました。その中で、年齢を重ねてからも成功をつかむ人は皆、40代か50代で自分の睡眠を見直していることもわかっています。

「寝ないでも大丈夫」なのは、せいぜい40歳前後まで。それ以上の年齢になったら、**「いかにいい睡眠をとるか」が「いかにいい人生を送るか」に直結する**のです。

さらにいえば、**睡眠によって糖尿病や高血圧、ガンや認知症のリスクが下がること、死亡危険率が下がる**ことも、数々の世界的研究によって、すでに証明されています。

睡眠不足が体や脳に与える様々なリスクを目の当たりにすれば、多くの方は驚かずにはいられないでしょう。反対にいえば、睡眠さえ改善すれば、そのリスクは低くとどめておくことができる、ということです。

45歳頃を境に、睡眠不足が心身に与える影響力は、格段に大きくなります。

本書でお伝えする睡眠改革は、そんな45歳からの睡眠を、質・量ともに見直す絶好のチャンスです。20代、30代……と頑張ってきた自分自身のために、まずは現在の「睡眠負債（睡眠時間が足りないごとに蓄積していく、睡眠時間の借金）」を正しく把握し、賢く返済していきましょう。

睡眠負債をリセットした先に、ハイレベルの記憶力や集中力、疲れ知らず・病気知らずの元気な心身、毎日の充実といった、数え切れないほどのメリットが待っているのです。

何歳からでも睡眠を変えるのに遅すぎることはありません。そうはいっても、なるべく早く変えたほうが、より病気のリスクを下げ、たくさんのメリットにつながりやすいのは、いうまでもありません。

ぜひ、今日から私と一緒に睡眠を変え、人生をよりよい方向に変えていきましょう。

田中俊一

「古い常識」にとらわれていませんか？

# 45歳からの「睡眠力」チェック！

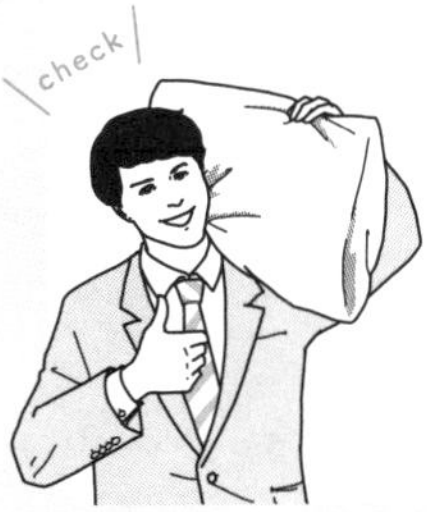


本書で扱う眠りの常識を、あなたはいくつ知っていますか？

たくさん寝るのは、怠け者がすること

↓

**新常識1**

**良質な睡眠で脳がベストコンディションになれば、長時間労働以上の成果は必ず出る** ➡3章

眠り方なんて、何歳になっても同じ

↓

**新常識2**

**40代の中頃からは、生活習慣によって理想的な睡眠には個人差が生まれる** ➡1章

私には6時間睡眠がちょうどいい

↓

**新常識3**

**睡眠が7.5時間を下回った分だけ「早死にリスク」が増す** ➡2章

就寝から3分以内に眠るのが理想的

↓

**新常識4**

**脳を「睡眠状態」にするには15分くらいかかるのが普通。すとんと寝てしまうのは、単なる睡眠不足の症状** ➡1章

成功者は皆、短時間睡眠で頑張っている

**新常識5**

ビル・ゲイツもティム・クックも短時間睡眠は若い頃だけ。中年以降はよく寝ている ➡3章

年をとったら、夜中にトイレで起きるのも、睡眠が短くなるのも仕方ない

**新常識6**

「夜中のトイレ」は睡眠中の呼吸を改善すれば激減する。年をとると睡眠は長くなる ➡1章

寝る時間を削ってでも、勉強すべきだ

**新常識7**

睡眠をしっかりとったほうが、記憶力が上がり、成績も上がる ➡3章

多少の寝不足は、時間ができたときに寝て、取り戻せばいい

**新常識8**

そうして蓄積し続けた睡眠不足が、将来の認知症を引き寄せる ➡3章

年をとったら降圧剤は仕方ない

**新常識9**

血圧（特に下）は睡眠を改善すると下がる ➡1章

ダイエットをしているのに、痩せない

**新常識10**

睡眠の質が悪いと太りやすく、糖尿病になりやすい ➡4章

いびきがうるさいのは仕方ない

**新常識11**

いびきは「眠り方を変えなさい」という脳からの合図。改善すると、血中の酸素濃度が上がり、脳が活性化する ➡5章

睡眠時無呼吸症候群は、太っている人がなるもの

**新常識12**

顎が細い人は、太ってなくても呼吸が止まりやすい。即入院レベルでも自覚のある人はたった5％しかいない ➡5章

豆電球をつけて
音楽を流して寝るのが理想的

**新常識13**

**最高の睡眠は真っ暗、無音、無臭、適温のときに訪れる** ➡ 5章

やる気が出ない、眠れない、気分が沈む…
メンタルクリニックに行くべき

**新常識14**

**まずは睡眠専門のクリニックを訪れてみては** ➡ 6章

脈が、10秒間に
15回以上打っているのが普通

**新常識15**

**脈は残りの人生のカウントダウン。睡眠を改善すると、脈は10秒間に10回程度になる** ➡ 1章

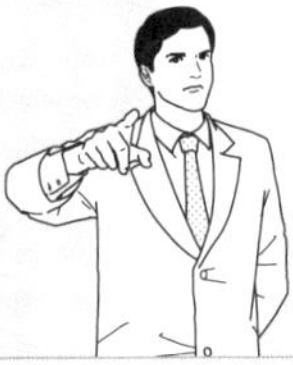

知っていた新常識の数

／15

**13～15個** ➡ **睡眠力マスター**

最高の睡眠で、実力を十分に
発揮できています。これからも続けましょう。

**9～12個** ➡ **凡人の睡眠力**

今もそれなりの睡眠をとっていますが、
改善すれば脳と体にさらにいい変化が。

**6～8個** ➡ **睡眠力不足**

眠りについて、かなり誤解が多いかも。
まずは正しい知識をつけることから
始めてみては。

**5個以下** ➡ **新人の睡眠力**

脳と体が、様々なリスクを負っています。少し変えるだけで、毎日が快適になるはず。今日から変えていきましょう。

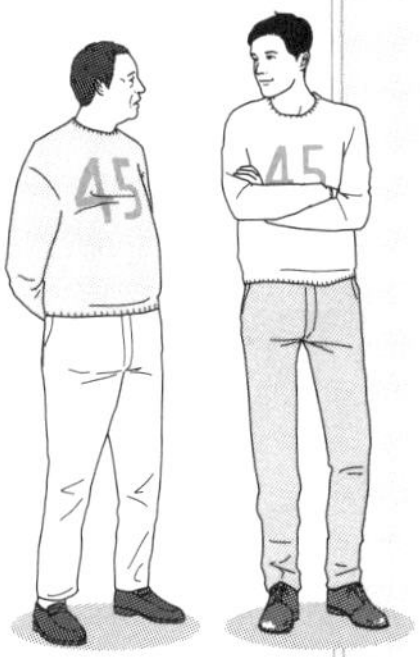

もくじ



# 1章

# 第一線で活躍し続ける人は、40代で眠り方を変えている

## 2章

# 45歳からの睡眠改革①
# 睡眠への意識を変える

# 3章

# 45歳からの睡眠改革②
# 睡眠を通して成功をつかむ

4章

# 45歳からの睡眠改革③
# 睡眠を通して健康寿命を変える

5章

## 45歳からの睡眠改革④
## 睡眠の質を変える

【睡眠の質を高めるテクニック】

6章

## 45歳からの睡眠改革⑤ 睡眠の量を変える

# 1章

# 第一線で活躍し続ける人は、40代で眠り方を変えている

# 日本人の9割は一晩で「5分」、息が止まっている!?
# ——脳の大敵「隠れ睡眠不足」とは?

突然ですが私は、**睡眠は、人生を変えるほどの力を持つ**と思っています。これは、オーバーな表現ではありません。

睡眠がうまくいかなくなると、とたんに精神的な安定を失って情緒が不安定になり、仕事の効率が低下してしまったり、あるいは過食してしまったり、さらには、高血圧や糖尿病になったり……と、様々な不調や病気が襲いかかってきます。睡眠は、ただ単にその日の疲れをとって翌日に備えるためのものではないのです。

しかし今、多くの日本人、特に**40代以上の方の睡眠は、様々な理由から危機に直面しています。**詳しくは196ページで紹介しますが、実に9割の方に、睡眠中の呼吸の停止（連続10秒以上）が、1時間に5回以上ある、というデータもあるほどです。
しかも、ほとんどの方に**自覚はありません**。

本書でお伝えするのは、睡眠をより戦略的に効果的にとる方法です。実践していただくことで、日々をより充実させ、仕事で成果をあげ、さらに健康に長生きを実現することができるでしょう。

近年、睡眠の重要性は、いろいろなところでいわれています。

**「短時間睡眠でしっかり疲れをとるには？」**
**「よく眠るためにはどうしたらいいのか」**
**「睡眠の質を上げるには？」**

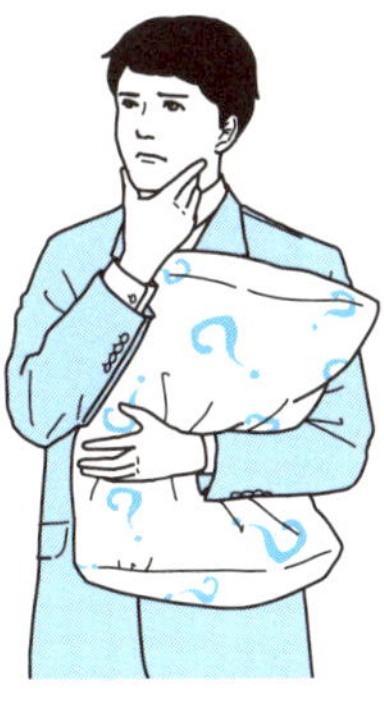

というのはテレビや本でも人気のテーマで、誰もがどこかで見たり聞いたりしたことがあるのではないでしょうか。最近は睡眠専門の病院も増えているように思います。

皆さんが睡眠に興味を持ってくださるのは、35年にわたって医師として睡眠に携わってきた立場からすると、とても有り難いこと。しかし、メディアから発信される情報の多くは、偏っているといわざるを得ません。なかでも、「脳と加齢、そして睡眠」という視点に関しては、そのほとんどで見落とされています。**「40代からの睡眠のとり方」が、その後の人生を大きく左右する**のですが、まだ、そのことを知らない方が多いのです。

特に、20代、30代、40代を、仕事・仕事で忙しくしてきた人、自分の体の声に耳を傾けてこなかった人、睡眠の優先順位が低く7時間をきることが多かった人は、**40代でいかに「睡眠改革」をするかが、その後の人生のカギを握るといっても過言ではありません。**このことは医学的なデータからも明らかです。

すでに40代を過ぎてしまった方でも、**睡眠を変えるのに遅すぎることはありません！**　この先の人生をより元気に充実させていくためにも、一緒に睡眠革命を起こしていきましょう。

## 30代までと50代以降では、「脳と体が求める快適な睡眠」は違う！

40代になると、多くの人が体質や体調の変化——いってしまえば「老化」を実感します。**老化を感じたそのときが、あなたの睡眠を見直す絶好のタイミング。**そのタイミングで睡眠を少し変えることができれば、

- **日々の疲れが溜まりにくく、とれやすくなる**
- **頭が冴《さ》え、思考力が高まる**
- **老化スピードが落ちる**
- **中年太り・筋力低下を防げる**
- **高血圧・糖尿病などの生活習慣病のリスクを下げられる**
- **死亡危険率を下げ、健康に長生きできる可能性が格段に上がる**
- **「眠れない」「眠りが浅い」などの睡眠トラブルを回避できる**

などの、様々なメリットが得られます。実は多くの方々が、本人の自覚の有無に関係なく「睡眠不足」を抱えています。それが、40代になったあたりから、様々な症状となって表面化してきてしまうのです。

私は横浜・みなとみらいを中心に、睡眠を通した生活習慣病治療のクリニックを運営していますが、睡眠をきちんと変えられた患者さんは続々と生活習慣病を改善させ、日々の充実度を高めています。何歳からでも、**体調がよくなった、症状が出なくなった、薬がいらなくなった**などの嬉しい事例は、後を絶ちません。もちろん、

「寝ても疲れがとれない」

「寝つきが悪い」

「いくら寝ても眠い」

などの睡眠そのもののトラブルも改善できます。


睡眠が快適に変わって毎日が充実し、かつ心身ともに健康になる――本書では、その理由と、具体的な改善方法をお伝えしていくことにしましょう。

## いい人生には、「いい睡眠」が必要不可欠

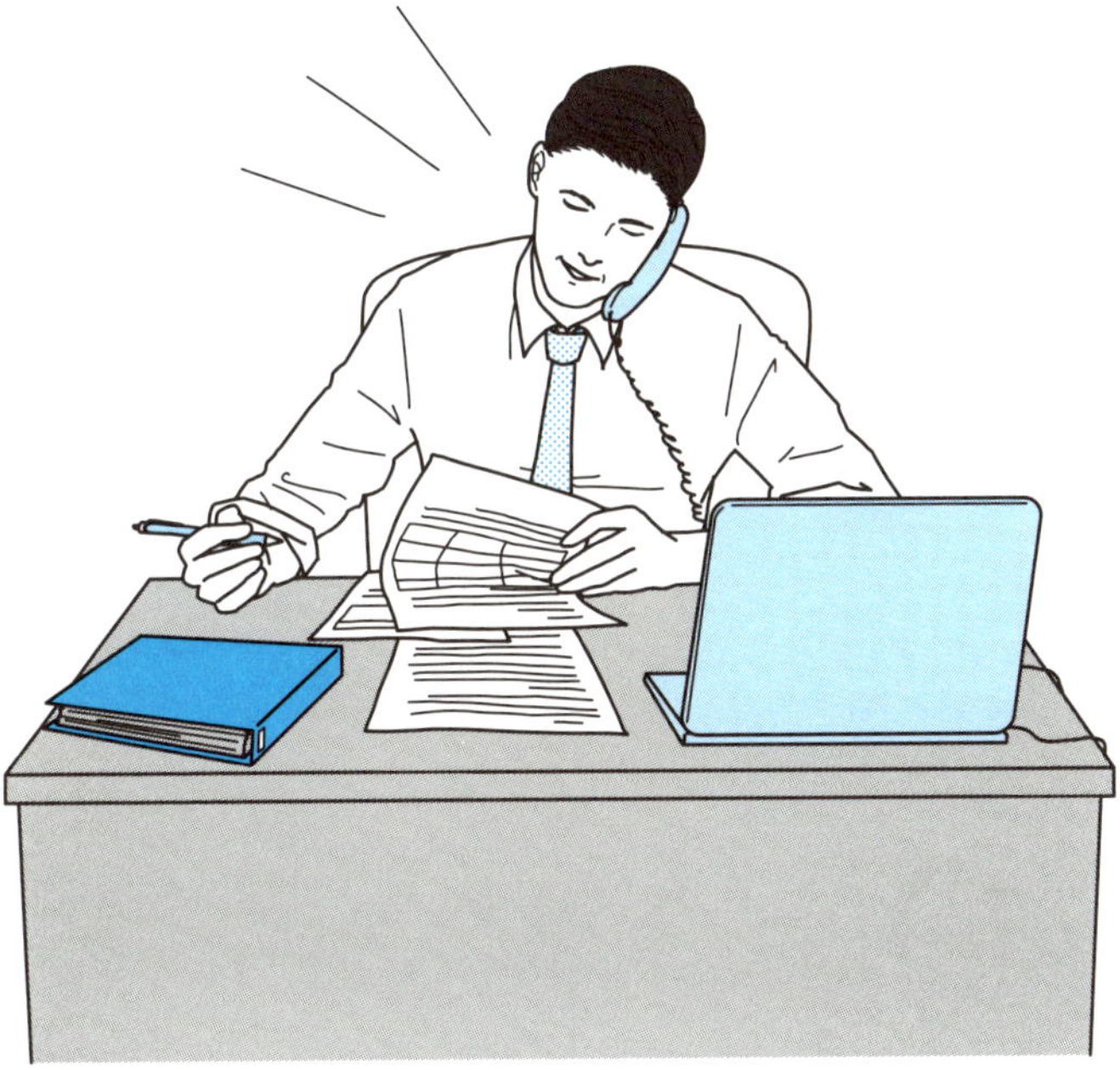

# その「夜中のトイレ」、睡眠不良のサインかも……

45歳を過ぎると睡眠改革が必要なのには、理由があります。実は、睡眠は大いに誤解されていて、多くの人が加齢と睡眠に関して、「年をとると睡眠時間が短くなる、睡眠の質が下がる」と思い込んでいるのです。

しかし、

**健康な方であれば、加齢とともに睡眠時間が長くなるのが自然です。**

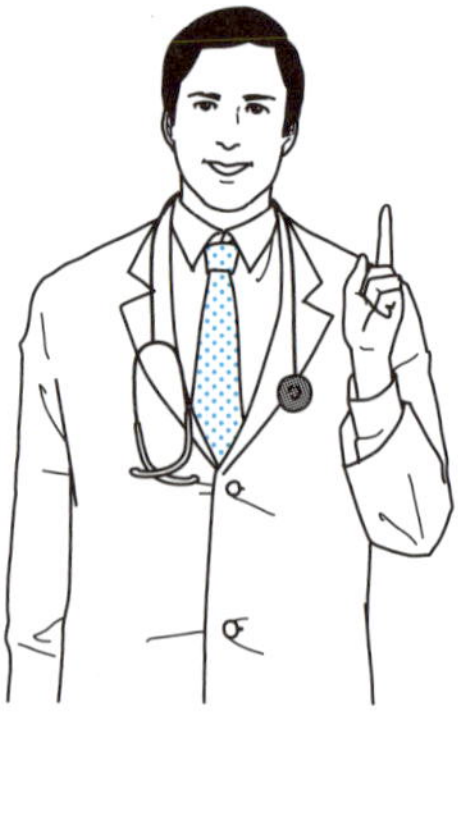

## 年代別平均睡眠時間

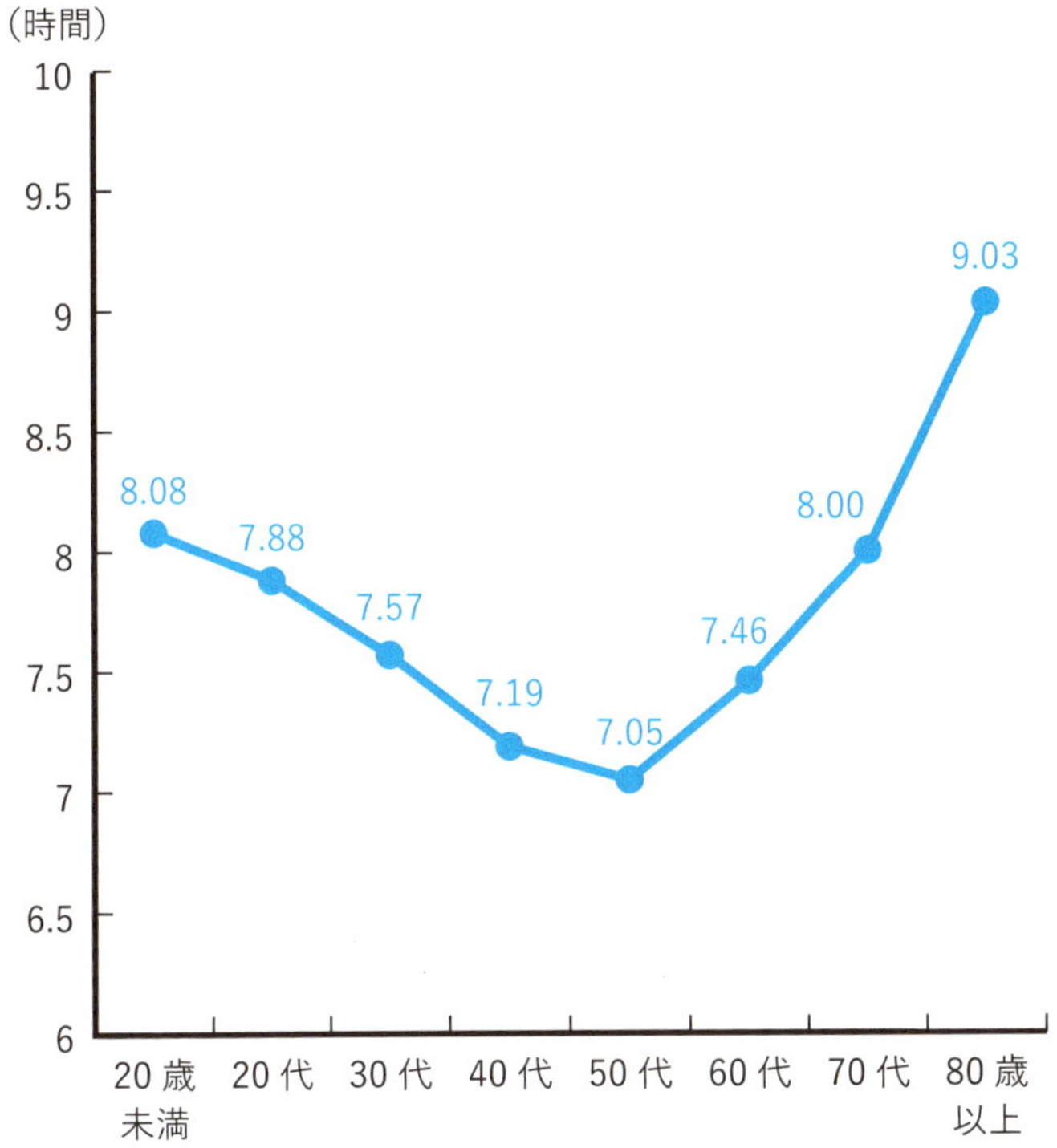


総務省統計局　平成28年社会生活基本調査結果より

## ■「年をとっても睡眠時間は短くならない」は本当です

前ページのグラフは、年代別の平均睡眠時間です。**60代以降、睡眠時間が増えているのは一目瞭然ですね。**これは、定年退職後には、十分に眠る時間ができるということでもありますが、同時に、高齢になっても長く眠れる、ということでもあります。

さらにいえば、

「年をとったから、夜中に何度も目が覚める」

「年寄りは夜中に何度もトイレに起きる」

も、まったく医学的根拠のない都市伝説です。睡眠時無呼吸症候群があったり、膀《ぼう》胱《こう》機能が低下している場合はそのような傾向がありますが、高齢というだけで、夜中に頻繁《ひんぱん》にトイレに起きるようになるわけではありません。

健康な方であれば、**トイレに起きるのは一晩で1回程度。あとは朝までぐっすり眠るのが普通**です。それなのに、

## 年をとるほど絶好調に

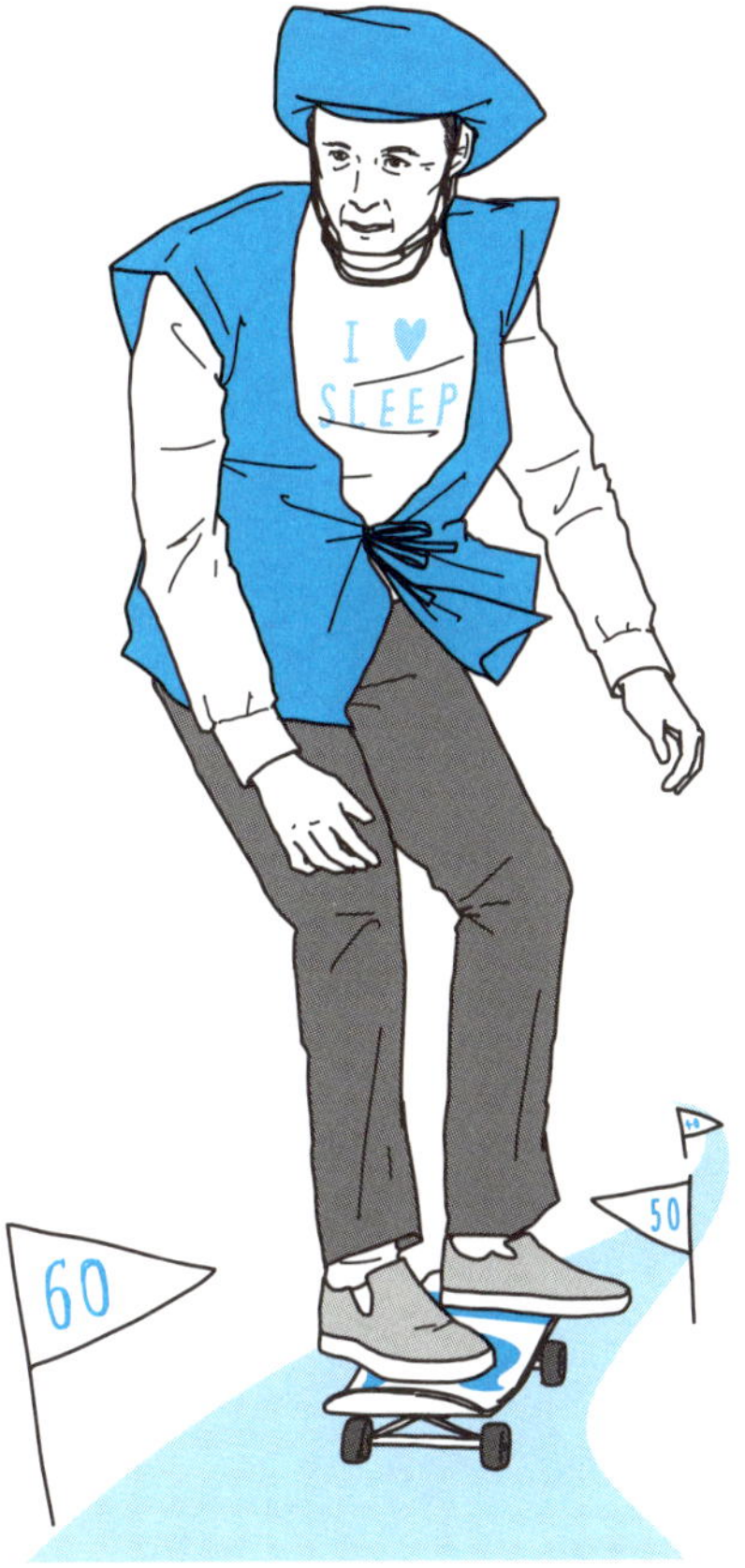

「高齢者は眠る時間が短い」

「高齢者は早起き」

などの**間違ったイメージ**に引きずられ、多くの方が誤解をしているのです。


眠り方を変えた方は、年齢に関係なく皆さん一様にぐっすり眠れるようになり、夜中に起きてしまうこともなくなります。私の母は現在96歳ですが、夜中のトイレは1回程度。何度も起きてくることはありません。

## 「眠りが浅いとおしっこがたくさん出る」メカニズム

なぜ、睡眠を改善すると、夜中にトイレに起きなくなるのか、それは、単に「ぐっすり眠っているから尿意に気づかない」ということではありません。実は、睡眠の質と尿意には、深い関係があります。**睡眠の質が低下すると、普段よりトイレに行きたくなる**のです。

その理由を簡単に説明しましょう。

睡眠の質を下げる大きな要因に、「睡眠時無呼吸症候群」があります。「睡眠時無呼吸症候群」とは、眠っている間に呼吸が止まってしまう病気です。

「隣で眠っている人のいびきがずっと聞こえていたのが、急に止まった」なんて経験のある方もいるでしょう。詳しくは5章で紹介しますが、呼吸が止まって酸素が不足した状態になってしまうと眠りはとたんに浅くなり、全身に大きな負担がかかります。

それなのに、まったく自覚がないままに**一晩の間に1分間以上連続して、しかも何度も呼吸が止まっている、**なんてことも珍しくないのです。

さて、皆さんご存じの通り、呼吸は横隔膜《おうかくまく》の動きと連動しています。息を吸うとき（吸気）には、横隔膜が下がって肺を広げるスペースをつくります。反対に、息を吐くとき（呼気）には、横隔膜は上がって肺を縮めて息を吐き出します。

睡眠時無呼吸症候群の人が無呼吸状態になると、当然、吸気はほとんど入ってこなくなります。しかし、それでも横隔膜の動き方は変わらず、吸気のタイミングで下がりますが、実際には肺の入っているスペース（胸腔《きょうくう》）の中に空気はあまり入ってきません。

閉じた空間で、中身の量が変わらず、空間の容積だけが広がると、その内部は圧力が下がります（陰圧）。すると、流体は圧の高いところから低いところへ流れますから、空気が入らない分、他のものが胸腔へ多く流れ込むようになります。それが血液です。

胸腔内の血液量が増えると、今度は、心臓の内側にある血液量を感知するレセプター（受容体）が、「血液量が多すぎるから、尿として水分を排出しよう」と判断します。そのため、利尿ホルモンがいつもより多く分泌され、寝ている間にたくさんの尿がつくられることになるのです。これが、睡眠の質が悪いと、夜中に頻繁にトイレに行きたくなる仕組みです。

睡眠時無呼吸症候群を治療すると、利尿ホルモンが多量に分泌されることがなくなり、夜中にトイレに起きなくなります。

また、睡眠の質が向上してぐっすり眠れるようになりますから、夜間に目覚めてし

睡眠の質が悪いと、おしっこはたくさん出る

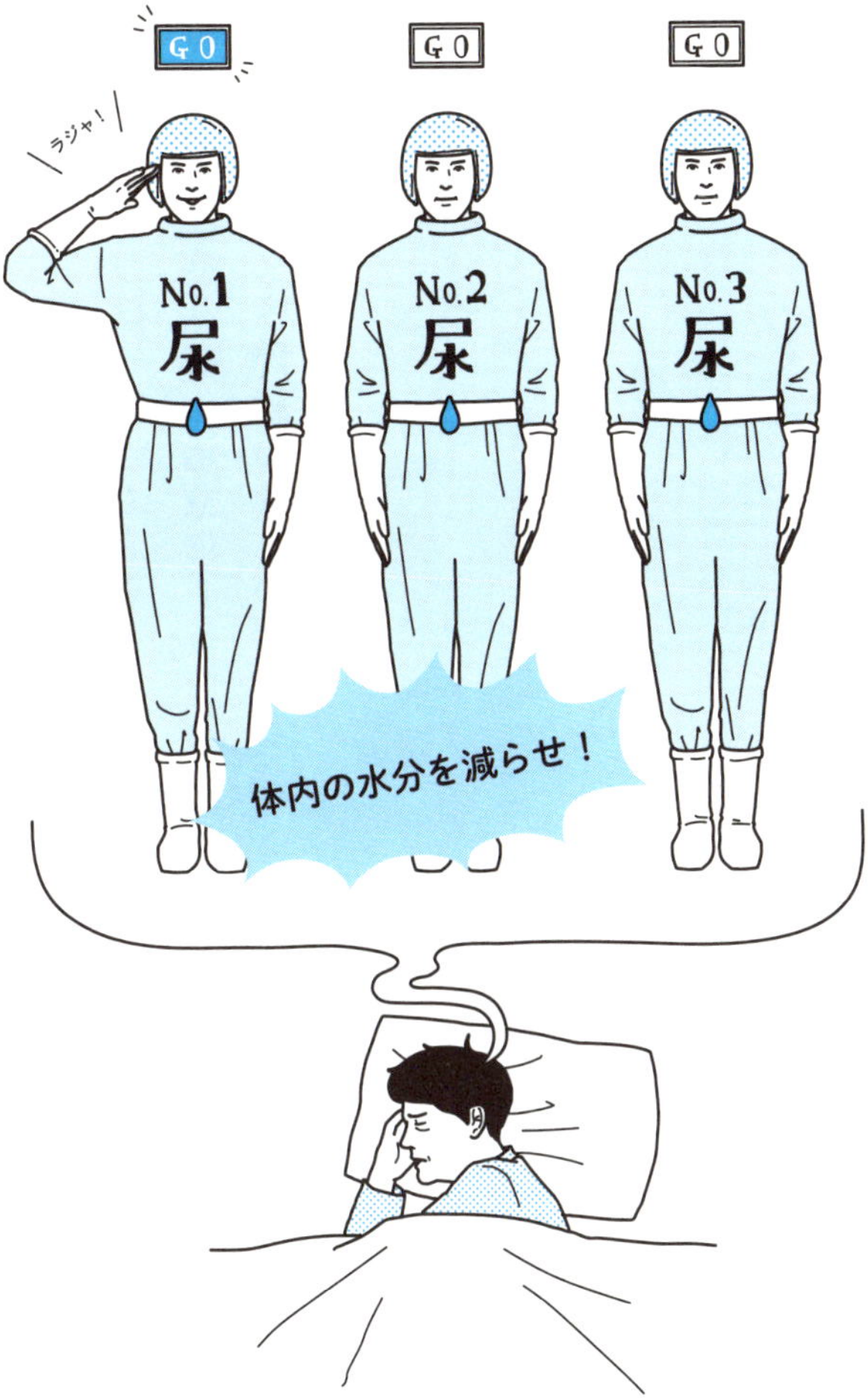

まう可能性はますます低下するでしょう。

## 「夜中のトイレ」は、睡眠の改善――睡眠時無呼吸症候群の治療によってすぐに解決できる問題のひとつです。

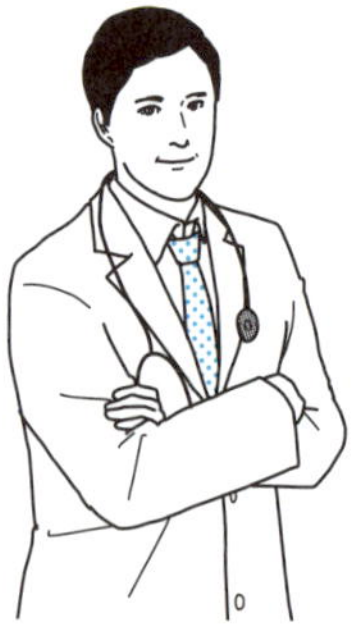

１００歳を超えてもお元気という方の中には、「一度寝たら、次は何日後に起きるのかわからない。1日くらいなら寝っぱなし」ということもよくあるくらい、健康な方は年をとるとよく眠ります。

もしあなたがここ数年、**眠りにくさ**や**夜間の覚醒《かくせい》**を感じているのなら、それは加齢のせいではありません。もっと他に解決すべきことがあります。

いい換えれば、その問題を解決できれば、快適な睡眠はまた戻ってくるのです。

## なぜ、45歳を過ぎたら、睡眠改革が必要なのか

夜中のトイレに代表されるように、睡眠の質が下がることで夜中の覚醒が増え、さらに睡眠の量も減ってしまう、というマイナスの連鎖が起こってしまうことは珍しくありません。でも、

「そうはいっても、自分は睡眠時無呼吸症候群ではないので、関係ない」

という方も多いでしょう。

では本当に、あなたの睡眠の質は大丈夫でしょうか？　以下に、睡眠を見直したほうがいい方の感じがちな自覚症状を挙げておきます。当てはまるものがないか、確認してみてください。

## 睡眠の質・量が足りない人の症状

### 疲れや老化

- 十分に寝ているはずなのに、日中に眠気を感じる
- 集中力が落ちてきている
- 以前より、疲れがとれなくなってきた
- なんとなく、エネルギーが湧いてこない
- 肌が荒れやすい、髪の毛が減った
- 身体的に、男性は「男性らしさ」、女性は「女性らしさ」が低下している
- 同年代の他の人より、老けている気がする

### 眠りそのものについて

- 布団に入って3分以内に眠りに落ちる
- 平均の睡眠時間が7時間未満である
- 睡眠時無呼吸症候群である
- いびきがうるさい
- 寝起きが悪い

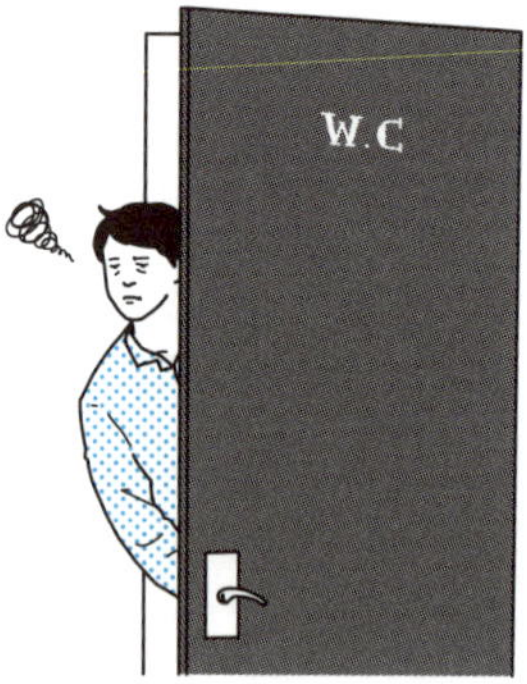

日常生活

- 食べすぎてしまうことが多い、太り気味だ
- もの忘れが多い
- やるべきことに追われて、つい短時間睡眠になりがち
- 血圧が高い（起床時が120—60より高い）
- 脈が速めである（10秒間に15回以上脈を打っている）

性格

- ネガティブな考え方をしがち
- 感情的になってしまいがち

病気

- 糖尿病である
- ガン家系、認知症家系で、心配している
- 婦人科系のトラブルがある

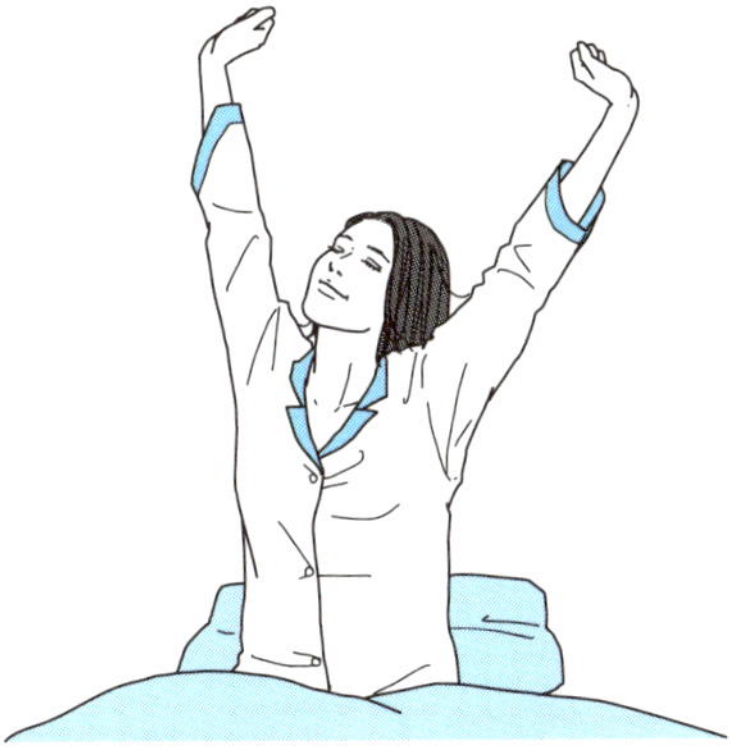

いかがでしょうか。当てはまるものはありませんか？

逆に考えれば、今、これらの悩みがあったとしても、睡眠を改善することによって、これらの症状は自然と消していくことができるということです。睡眠改革には、それだけの力があるのです。

## ■「45歳」という年齢が意味するもの

ところで、なぜ45歳前後が、睡眠改革に一番適した年齢なのでしょうか。

それを考える際には、私たちにとって「眠る」とはどういうことなのか、睡眠で何が得られるかをみることが必要です。食事のようにわかりやすく「栄養」や「熱量（カロリー）」を得られるわけでも、呼吸のように「酸素」を得られるわけでもありません。私たちはいったい、睡眠から「何」を得ているのでしょうか？

まず、「休息」「休憩」という言葉を思いつく方もいるでしょう。しかし、別に眠らなくても活動せずにじっとしていれば、「休息」や「休憩」をとることはできます。でも、活動せずにじっとしている時間があれば寝なくていい、なんてことは絶対にありませんよね。

私は、**寝ることで得られるのは、「生命力」**であると考えています。

私たちの生命力は常に変動していて、1日のうちでも増えたり減ったりしています。朝、起きてすぐが、1日で一番、生命力がみなぎる時間です。それが、活動によって減っていき、1日が終わる頃には最低レベルに落ち込みます。それを、睡眠によって再び取り戻して、また新たな1日を迎えるわけです。

私も1日中クリニックの外来で診察をしたり、講演などをしたりすると、家に帰る頃にはエネルギーがきれてしまって、へとへとになります。でも、一晩しっかり寝れば、また翌日は元気に1日をスタートできます。

生命力は目には見えませんが、皆さんも日々、この生命力の変動を実感しているのではないでしょうか。

## 1日における生命力（エネルギー量）の変化のイメージ

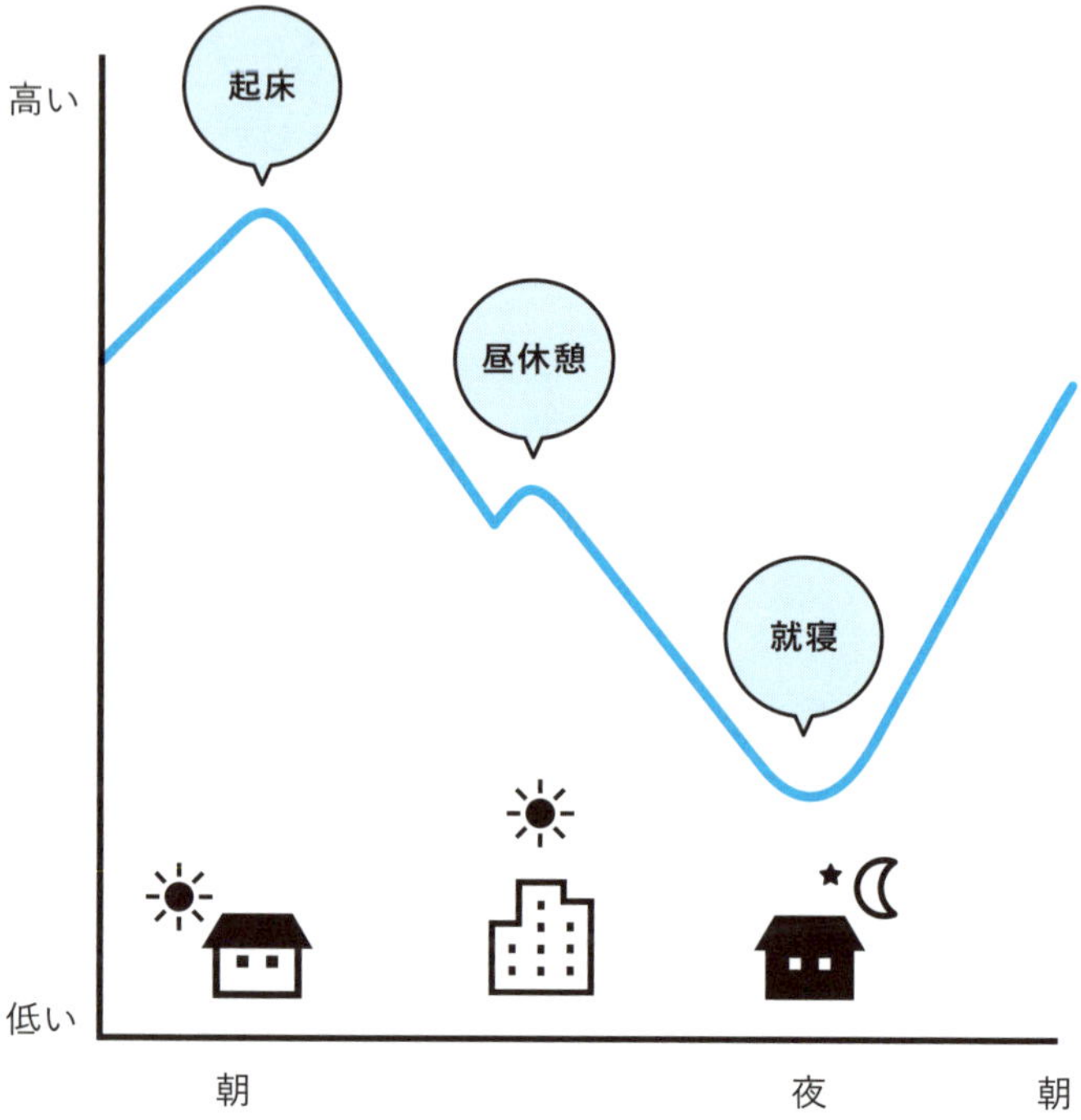

## 30歳を過ぎた頃から、老化速度には「明らかな差」が開く

また、**体にみなぎるエネルギー（生命力）の全体量ですが、成長期を過ぎると次第に減っていきます。**

幼い子どもは、「どこにそんなエネルギーがあるの？」と聞きたくなるほどに、元気いっぱい。エネルギーの塊です。

でも、大人になると、子どものようにはしゃごうとしても、なかなかそんな気になれませんよね。それは、持てるエネルギーの量そのものが、加齢とともに減ってしまうからなのです。

そうはいっても、成長期を少し過ぎた20代くらいだと、そのエネルギーの減少も大きな問題ではありません。仕事や勉強、飲み会などで徹夜をして、体が睡眠を欲するのを無視して睡眠不足になったとしても、そこまで大きな問題は生じることなく、過ごすことができるでしょう。

本書では、睡眠不足を測るバロメーターとして脈の速さと血圧を見ることをおすす

めしますが、20代の方は睡眠不足でも数字に大きな変化が表れないのが通常です。

しかし、30歳を過ぎたあたりから、それぞれが持っている生命力の差が顕著になってきます。

「日頃から体を顧みず、睡眠不足の蓄積などで生まれ持った生命力をどんどん消耗して生きてきた人」と、「日々の活動で減った分はきちんと補って、生まれ持った生命力を大切にしてきた人」で、歴然とした差が出てくる。保持できる生命力が変わっていくわけです。これは、日中の活動の質にも、ひいては**寿命の長さ**にも通じます。

これまで睡眠不足を重ねてきた方は、睡眠負債が蓄積し、たとえその日は十分な睡眠をとっていたとしても、いつも脈が速くなっているのではないでしょうか。

## 睡眠不足は「寿命の前借り」!?

今も睡眠不足だとしたら、さらに生命力を削り取っているといえるでしょう。消耗し続けている人が自ら気づいて立ち止まらない限り、その差は年齢を重ねるごとに、

## 人の一生における生命力（エネルギー量）の変化のイメージ

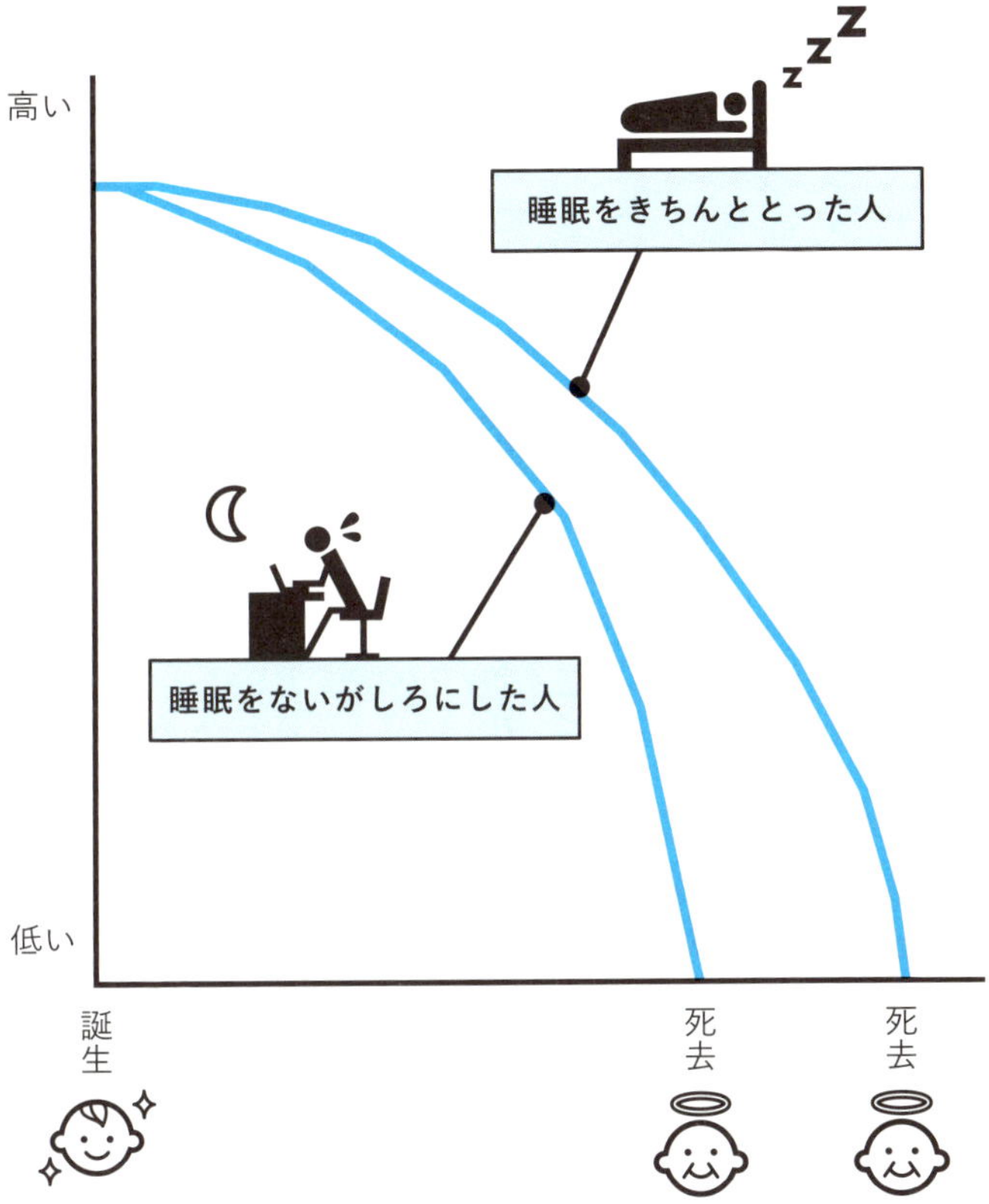

どんどん広がっていくのです。
私は現在60代ですが、同窓会などに顔を出すと、まだ40代に見える人がいる一方、
「こんな先生、いたかな？」
と思うほど老け込んで見える人もいます。同い年といっても、睡眠習慣の積み重ねによって、ゆうに20歳以上の差が感じられてしまうわけです。

皆さんも、年齢の割に若々しい人、老け込んだ人が思い当たるのではないでしょうか。両者には、残りの寿命に換算してみても大きな差が見られるはずです。

**若々しいというのは、生命力に溢れているということ**です。その生命力を維持するためには、良質な睡眠が欠かせません。

**日々消費した生命力を、充分な睡眠によって補うこと。そうして、生まれ持った生命力を維持し続けることが、不可欠なのです。**

## 同い年でも…老化速度に差のある2人

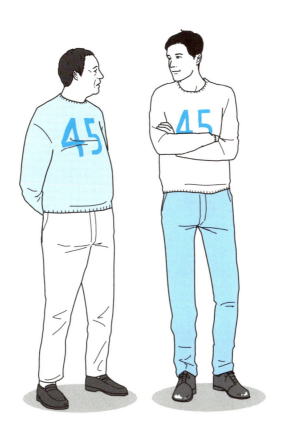

## 40歳を過ぎたら……始めよう睡眠改革！

本書は冒頭から、45歳が睡眠を変えるベストな時期、というお話をしてきました。それは、45歳までは短時間睡眠を奨励するということではありません。全年齢において、十分な量の、良質な睡眠が不可欠であることは間違いありません。

しかし、10代後半から、20代、30代、40代のはじめ頃までは、「睡眠不足が寿命を縮め、脳の働きを鈍らせる」という睡眠不足のリスクをどんなにお話ししても、本当の意味での実感は伴いません。なぜなら、生まれ持った生命力が溢れていて、無自覚のうちにそちらから、エネルギーを補填《ほてん》できてしまうからです。

**実感として何か影響を感じないと、自分の生活を顧みることができない**のは、仕方のないことだと思います。

でも、40代後半を迎えたら、生まれ持ったエネルギーが潤沢とはいえない人も増えてきます。**しっかり睡眠と向き合わなければ、近い将来にも取り返しがつかないことになる**のは明らかです。老化や疲れという形で実感が伴ってき始めるこのタイミングで、ぜひ、ご自身の睡眠を見直してみてください。

これまで**「浪費」してしまった生命力**を取り返すことはできなくても、老化を緩やかにすることは可能です。できてしまったシミや抜けてしまった髪は戻せなくても、今日からでも心身にエネルギーを取り戻す力が、睡眠にはあります。

今、始めた睡眠改革が、10年後、20年後、30年後、40年後に、大きな生命力の差となって表れてくるのです。

**睡眠を変えるのに**
**遅すぎることはないのです！**

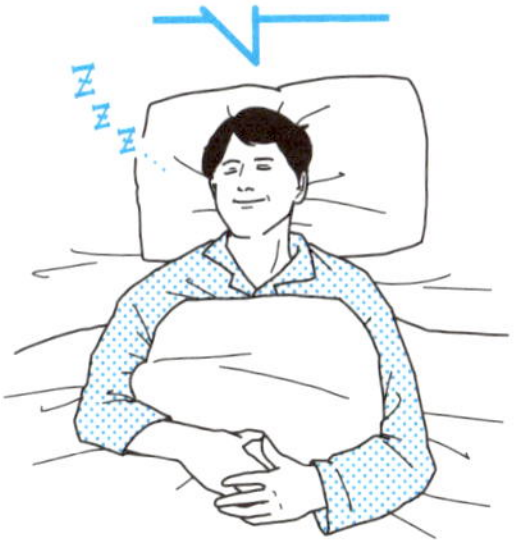

## 【科学的解説編】「睡眠」しているとき、体内では何が起こっているのか？

睡眠によって得られる生命力について、科学的な側面から考えてみましょう。

私たちの体をつくっている一般の体細胞は、分裂を繰り返し、一定の期間ですべてが入れ替わります。常に新しい体細胞がつくられ、スムーズに入れ替えられていれば、私たちの体は若々しさを維持することができます。また、病気などに対する抵抗力も持つことができるでしょう。生命力を維持できるというわけです。

この細胞の分裂を助けているのがGH（Growth Hormone）と呼ばれる**成長ホルモン**です。成長ホルモンは、思春期に分泌のピークを迎えた後、年齢とともに減少していきます。子どもの場合は、細胞の分裂が成長につながります。「寝る子は育つ」

## 成長ホルモンの生涯分泌パターン

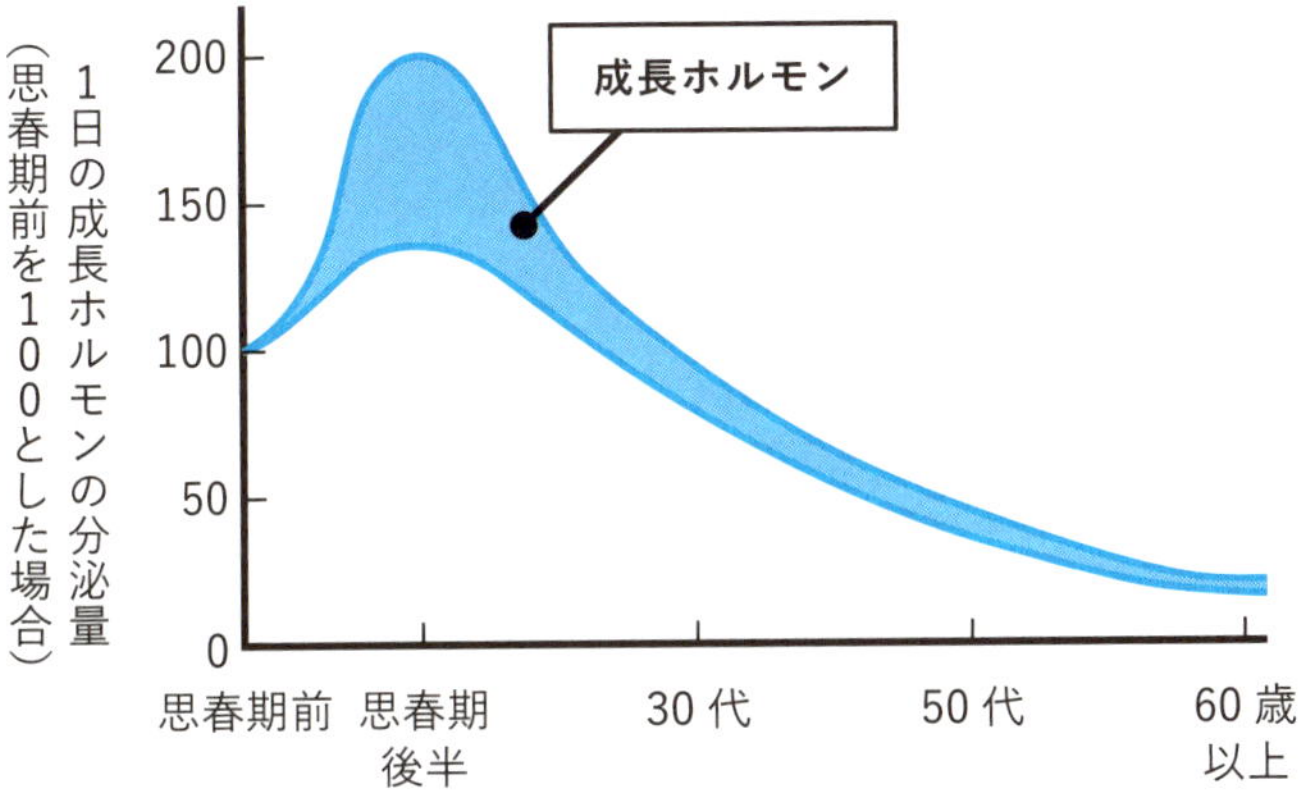


というのは、科学的にも正解というわけです。

一方、大人の場合は、この成長ホルモンが基底層（110ページ）にある細胞を刺激し、分裂を起こして古い細胞と入れ替わります。これは肌の話だけでなく、胃や腸、骨髄《こつずい》なども同じです。

成長ホルモンの分泌量は個人差が大きく、40代でもたくさん分泌されている人もいれば、そうでない人もいます。**成長ホルモンの分泌量は、睡眠のとり方によって大きく変化する**ため、眠りが悪い人は加速度的に分泌量が減ってしまうのです。

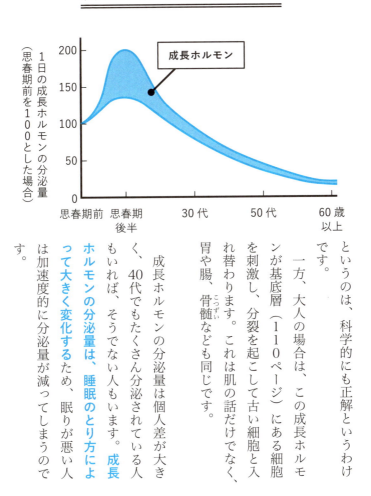

## 睡眠と成長ホルモン

睡眠には深い眠りである「ノンレム睡眠」と、夢を見る浅い眠りの「レム睡眠」があります。私たちは睡眠中、だいたい1時間半のサイクルで、この2種類の睡眠を行き来しています。

成長ホルモンの分泌量が多くなるのは、ノンレム睡眠のとき。ノンレム睡眠では、私たちの脳細胞のほとんどはその活動を停止しています。脳が活動しないから、深く眠れるわけです。

この**ノンレム睡眠が深ければ深いほど、成長ホルモンの分泌量は多くなります。**その分泌に伴って体細胞の分裂が活発となり、体中のあらゆる臓器がリフレッシュされていくのです。

ですからグラフにあるように、午後11時に就寝したとすると、最初のピークを迎えるのが午前0時過ぎで、次のピークは午前2時頃です。その後も深い睡眠を迎えるた

## 健康な人の一晩の睡眠リズム

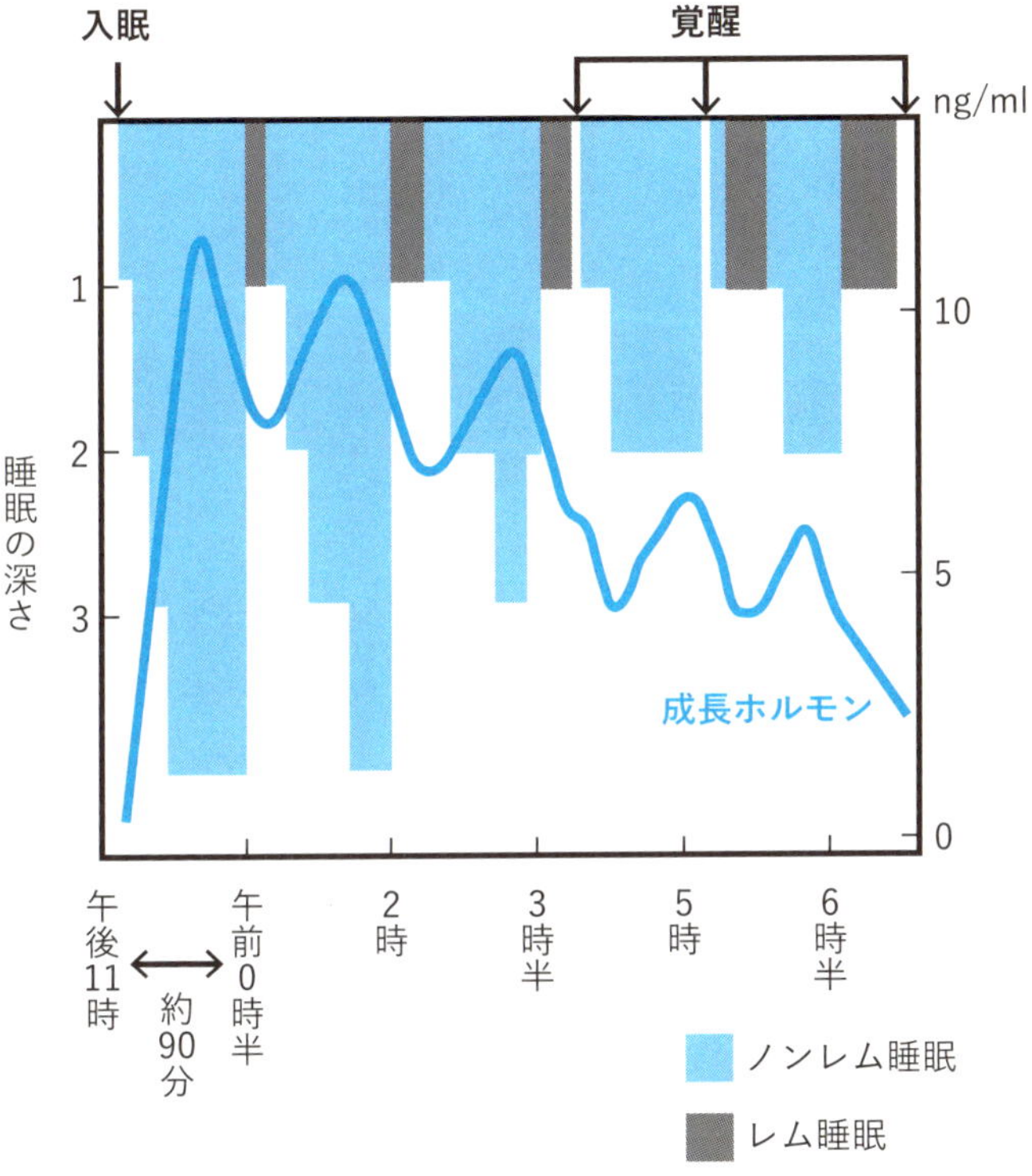

びに成長ホルモンは分泌されますが、その量はだんだんと減っていきます。

このグラフを見ると、短時間睡眠はそのまま成長ホルモンの分泌される回数を減らすことがわかりますね。

睡眠時間が7時間半だと成長ホルモンの分泌のピークを一晩に5回ほど迎えられるのに対して、5時間しか眠らない人は3回ほどしかありません。

また、真夜中（午前0時〜2時頃）のほうが成長ホルモンは出やすい、といわれていますから、「寝る時間が遅く、睡眠時間も短い」人になると、成長ホルモンの恩恵を受ける機会は激減してしまいます。

成長ホルモンを分泌させる「深い睡眠」。そのとり方で、細胞が日々どんどん新しく生まれ変わるか、そうでないかの差が出てきます。**きちんとした睡眠をとり、60代になっても生命力に溢れ若々しく見える人というのは、**実際には「見える」のではなくて、**本当に、細胞のひとつひとつが若い**のです。

## 「布団に入って3分以内に眠りに落ちる」人は、実は単に「睡眠が足りていない」だけ

ところで、38ページの睡眠改革が必要な方のリストの中に、「布団に入って3分以内に眠りに落ちる人」が入っていたことに、驚かれた方も多いかもしれません。

睡眠について悩んでいる方の中には、

**「寝つきが悪い」**

とおっしゃる方も多くいます。その人たちに、

「では、どんな寝つきになりたいですか？」

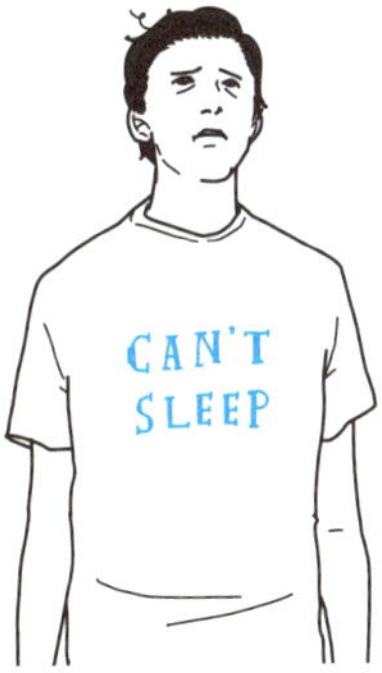

と尋ねると、**『ドラえもん』に出てくる〝のび太くん〟の寝つきのよさ**をイメージする人もいるようです。

たしかにのび太くんは、横になったと思ったら1秒以内に寝息を立て始めます。眠りに悩む人にとってはうらやましい限りでしょう。しかしこれは、医者の目から見たら、危険信号。明らかな「慢性睡眠不足」の症状に他なりません。

**健康で十分な睡眠をとっている人は、布団に入ってから入眠するまでに「15分」程度かかります。**詳しくは3章で説明しますが、起きているときと寝ているときでは、体も脳も、働き方がまったく変わります。それを徐々に切り替えていくためには、そのくらいの時間が必要なのです。

そして、それより早く眠りに落ちてしまう人は、実は単に「寝不足」ということ。15分くらいかけて徐々に睡眠モードに切り替えていくのが自然なのに、その自然な推移時間を惜しむほど、体が睡眠を求めている状態といっていいでしょう。

ですから、

**布団に入った記憶もないくらいに
すぐ眠りに落ちている人は、
布団に入ってから20分間程度
寝つけない人よりも、
よっぽど、睡眠を改善していただきたい**

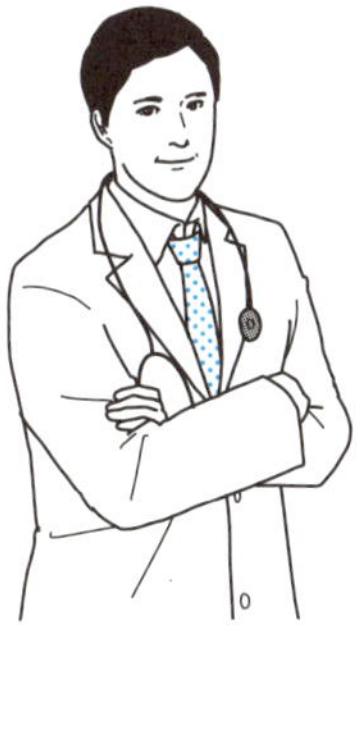

と私は考えています。
皆さんの周りにも、布団に入るとすぐ眠れることを自慢している方がいるかもしれませんが、そういう方にこそ、ぜひ、睡眠改革をすすめてあげてください。

## 95％の人が気づいていない、睡眠の質の「致死レベル」

さて、これから睡眠改革を始めていくわけですが、まずは、私の専門のひとつである「睡眠時無呼吸症候群」からお話を始めましょう。

おそらく、本書を読んでいる多くの方は、

「私は睡眠時無呼吸症候群ではない」

と思い込んでいるでしょう。睡眠時の無呼吸は、**死に直結しかねない重篤な状態**であるにもかかわらず、それとは**気がつかずに放置されてしまっているケースが非常に多い**のです。

「睡眠時無呼吸症候群の重症型」に当てはまる人は、日本だけで600万人にのぼる、というのが、私の考えです。体に負荷をかけてはいるものの、命の危機にまでは瀕《ひん》していない「軽症型」も含めると、少なく見積もってもその倍か3倍くらいはいるだろうと思います。

つまり、日本人の約5％は「日々、命を縮めているくらい重症の、睡眠時無呼吸症候群」であり、約10〜15％は「睡眠を変えることで、明らかに体が軽くなり、パフォーマンスがよくなる程度の、睡眠時無呼吸症候群」というわけです。

特に、

- **ひどいいびき**
- **寝相が悪い（苦しくて目が覚める）**
- **夜中に、2回以上トイレに行く**
- **疲れ、イライラ、気が滅入る、集中できない**
- **妙に寝つきがいい（どこでも寝られる）**
- **脈が速い**

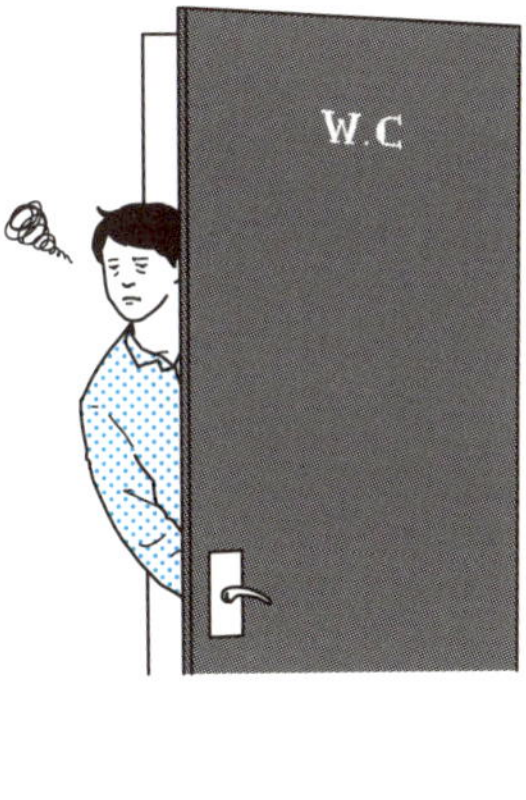

■**血糖が高い（または糖尿病）**

■**血圧が高い（または高血圧）**

などの人は、高い確率で睡眠時無呼吸症候群だといえるでしょう。

特に**いびきは、睡眠時無呼吸症候群の大事なサイン**ですから、家族は聞き逃さないようにしたいものです。なお、この症状に、**年齢は関係ありません。**

先日も「息子のいびきがひどい」と、18歳の男子高校生を連れた母親がやって来ました。いびきがひどく、息が止まります。そのせいか、昼間もいつも体がダルくて、眠いことも多いと訴えていました。このお子さんにもやはり睡眠時の無呼吸症状があり、現在、治療を続けています。

睡眠時無呼吸症候群は中高年だけの問題ではなく、10代でも抱えている方はたくさんいます。お子さんでも、いびきがひどい、授業中などいつも眠ってしまう、勉強しているのに成績が上がらないなどの悩みを抱えている場合には、一度専門の医療機関にかかることをおすすめします。

## 治療率はごくわずか！　睡眠時無呼吸症候群の怖い現実

ところで、重症の睡眠時無呼吸症候群の「600万人」という人数はざっくりとしたものですが、もちろん根拠はあります。

私は睡眠の他に、糖尿病の専門医でもあります。そこで長年にわたって、糖尿病と睡眠時無呼吸症候群の関係を横断的に調べてきました。すると、糖尿病の患者の約3人に1人が重症型の睡眠時無呼吸症候群を併発しているということがわかりました。

現在、糖尿病の患者数は日本人の10人に1人、約1000万人といわれています。その3人に1人、つまり**300万人以上が「糖尿病であり、重症の睡眠時無呼吸症候群」だ**と考えられるわけです。

同様に高血圧の人も調査した結果、その約10％が重症の睡眠時無呼吸症候群を併発していました。

高血圧の患者数も、日本人の10人に1人、約1000万人といわれていますから、

**100万人は「高血圧であり、重症の睡眠時無呼吸症候群」**です。合わせて400万人になります。

さらに、糖尿病でも高血圧でもなく、ただ重症の睡眠時無呼吸症候群という患者さんもいます。これまで見てきたのべ1万人の睡眠時無呼吸症候群の患者さんのうち、だいたい3分の1が合併症のない人たちでした。ということは、ざっくり見積もって、糖尿病も高血圧もなく重症の睡眠時無呼吸症候群という人が200万人くらいいる計算になります。

これらをすべて足し合わせたのが**「600万人」**という数字ですが、おそらくこれはかなり少ない見積もりだろう、というのが、日々治療にあたっている感触です。

一方、日本全国で睡眠時無呼吸症候群の治療をしている人は、たったの30万人です。つまり、**重症な方のうちたったの5%しか、睡眠時無呼吸症候群の適切な治療を受けられていない**のです。

## 日本の睡眠時無呼吸症候群の人の想定数

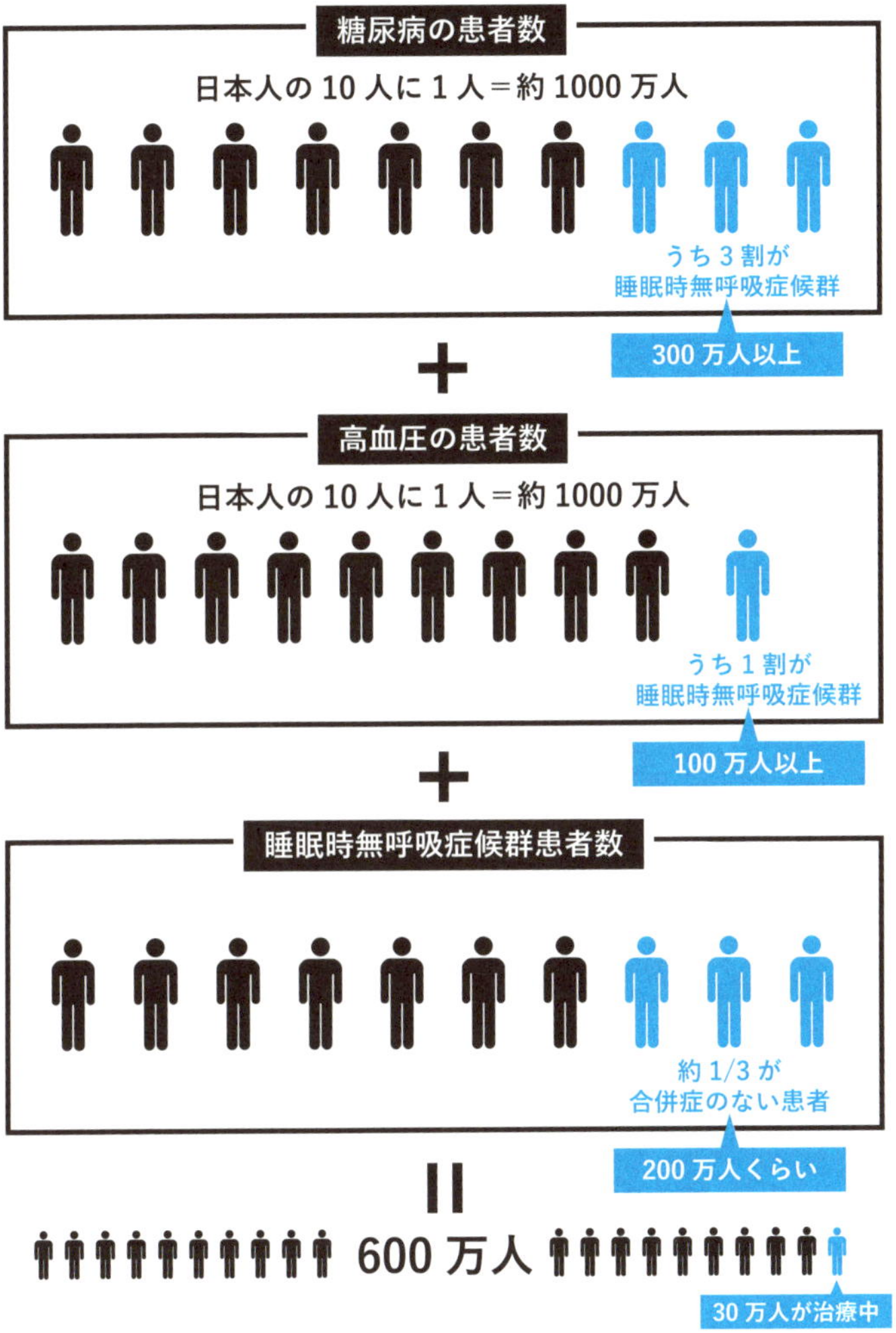

## なぜ睡眠時無呼吸症候群の治療率は、たった5％に過ぎないのか

なぜ睡眠時無呼吸症候群のうち、95％もの人が治療にたどり着けていないのか。それには理由があります。

睡眠時無呼吸症候群の治療には、もちろん健康保険が適用されますが、診断され、保険のもとで治療を受けるためには、「2泊」の検査入院が必要です。実際に眠らないと睡眠の状態は確認できないわけですから、それは当たり前のことといえるでしょう。

一方、全国には50ほど大学病院がありますが、各病院の睡眠検査用のベッドは、置かれていないか、あってもせいぜい数床です。

1カ月に20日間稼働させたとしても、ひとつの大学病院が1カ月で検査できる人数は、20人程度。この計算だと、全国の大学病院が1年間で検査できる人数は、多くて1万人程度、ということになります。

全国に600万人の患者がいるとして、年間1万人しか検査できないとしたら、全

員が検査を終えるまでには「600年」もかかることになります。**睡眠時無呼吸症候群の治療は、実は将来の糖尿病や高血圧の予防にもつながる重要な予防医療**なのですが、残念ながら日本は予防医療後進国。まだまだ十分とはいえないのが現状なのです。

ちなみに、私が2008年に横浜に開院したクリニックには、検査用のベッドのある部屋を10室備えることにしました。大学病院10軒分、日本で最大級です。それでも600万人の患者さんをみるには、私の寿命ではとうてい足りません。

**自分の睡眠に違和感のある方は、**
**積極的に検査のための**
**ドアを叩いていただきたい**

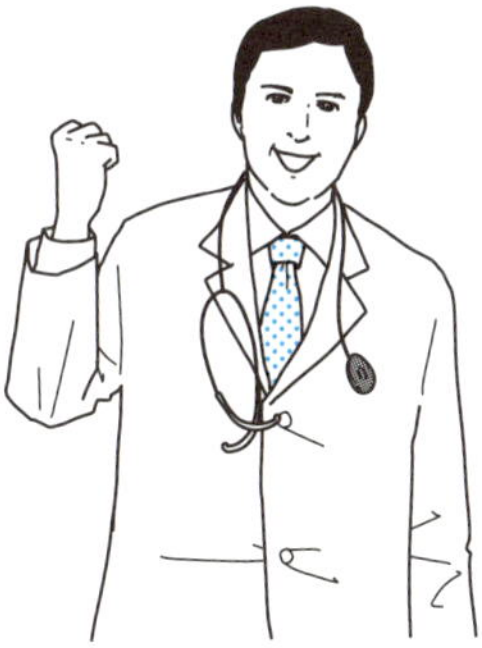

と思います。漫然と待っているだけでは、その機会は絶対にやってこないのです。

# あなたの睡眠は大丈夫？簡単にチェックしてみよう

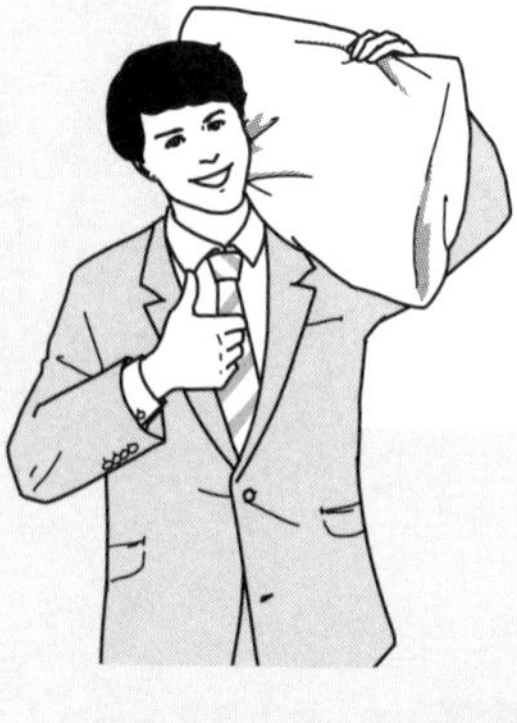

本書では、脈の速さ、そして血圧を、睡眠不足か否かを判定するのに用います（血圧計をお持ちの方は両方とも一気に測ることができ便利です。お持ちでない方は、手首や首筋に指を当てて、脈の速さだけを測るようにしてください）。

ここでは、血圧と脈拍について基本的なことをおさえながら、睡眠不足の影響について見ていきましょう。

心臓は、体に血液を送り出すためのポンプの役割をしています。このポンプがギュッと縮むときに、血液は心臓の外に押し出され、ポンプが緩むときに、血液は心臓に戻ることになります。

## ■血圧・脈拍って何？

まず血圧ですが、これは心臓から押し出された血液が、血管を押し広げる圧力のことです。そのため、心臓に近い大動脈では高く、心臓から遠ざかるほど低くなります。心臓は収縮期（心臓がギュッと縮んだとき）に、血液を血管内に押し出します。この時に、血圧は高くなります。この収縮期の血圧（収縮期血圧）は、私たちが普段「最高血圧」と呼んでいるものです。

拡張期になって心臓が緩むと、全身や肺から血液が心臓に戻ります。そして同時に、収縮期に血管内に押し出された血液が、血管自身の弾力によって全身に拡散します。このときの血圧（拡張期血圧）が一番低いために、私たちはこの血圧を「最低血圧」と呼んでいるのです。

- **■最高血圧…収縮期血圧（心臓が縮んで血液を体に送り出すときの値）**
- **■最低血圧…拡張期血圧（血管の弾力によって血液が全身に送られるときの値）**

血圧の単位は「ｍｍＨｇ（ミリメートル水銀柱）」です。この単位名は水銀（Ｈｇ）をどのくらいの高さまで持ち上げられるかで、血圧を測っていたことに由来します。

現在では、電子血圧計が一般的になっていますが、水銀柱で実際に測ったことがある方も多いかもしれません。例えば最高血圧が１２０ｍｍＨｇであれば、血液の圧力で水銀を１２０ｍｍ持ち上げられる、ということになります。

脈拍は、心臓から血液を押し出すために血管に及ぼす拍動のことです。

心臓がドキドキと拍動するように、血液を流す血管もドクドクと拍動します。このドクドクの数が脈拍数です。心臓の拍動と脈拍は、体に何らかの異常がない限りほぼ一致することがわかっています。つまり、血圧や脈拍をみれば、心臓のコンディションがおおよそわかるということでもあるのです。

血圧や脈拍は1日の中で変動します。

一番変動が少ないのは、朝起きてすぐのものです。これは「早朝血圧」と呼ばれ、私も患者さんには起床時すぐに測定するように伝えています。昔は血圧も病院で測っていたのですが、先生が怖いとそれだけで血圧は上がってしまいますし、看護師さんが好みのタイプだったりすると10や20くらい平気で上がってしまいます（笑）。これは「白衣性高血圧」などと呼ばれます。

現在は、電子血圧計が以前よりもずいぶんと手軽に買えるようになったおかげで、自宅で測ることが主流になりました。５０００円も出せば手に入るはずです。また一度買えば、10年、20年と使えます。このような背景から、降圧剤の開発も、家庭で測った血圧を基準に開発されるようになってきています。

この**早朝血圧が、本来、１日の中での最低の血圧である**ということをまずは認識することが大切です。ここで高い値が出ている場合は、何か異常があるということです。

ちなみに血圧計には手首などで測れる簡易的なものもありますが、腕のほうが正確な値が出やすいので、これから手に入れる方は、腕で測るものを選びましょう。

## 理想の血圧と脈拍とは

正常血圧については、様々な考え方がありますが、私は自身のクリニックで、次のように皆さんに指導をしています。

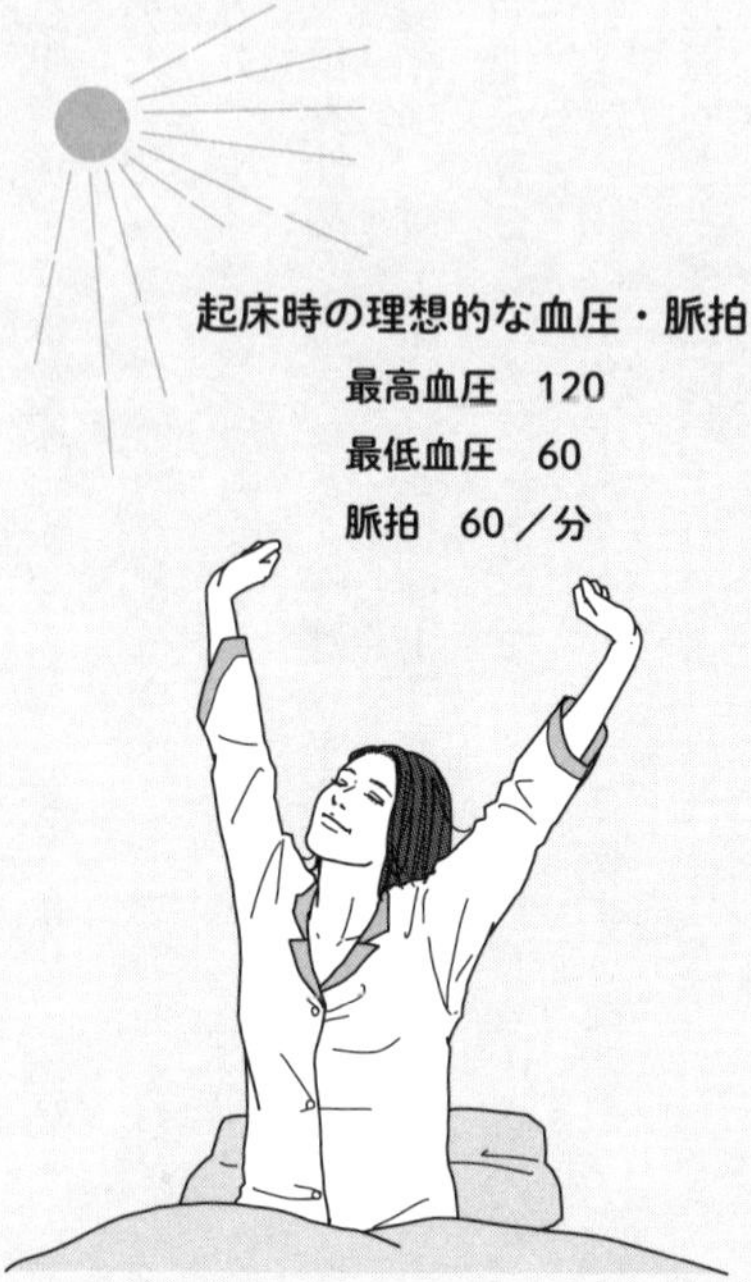
起床時の理想的な血圧・脈拍
最高血圧　120
最低血圧　60
脈拍　60／分

覚えやすい数字の並びですから、皆さんも頭に入れておいてください。

この数値は実は「低すぎる」といわれることも多いのですが、睡眠との関係を見てきた立場からすれば、このくらいがちょうどいいと考えています。

年をとると最高血圧は血管の硬さとともに140くらいまでは上がりがち（73ページ）です。そのため、最高血圧は加齢にしたがって多少変化しますが、**最低血圧と脈拍に関しては年齢にかかわらず、この値が理想的です。**

先日も患者のOさん（50代、男性）にこの正常値についてお話ししました。Oさんは「最高血圧140、最低血圧85、脈拍72」の方ですが、これまで別の病院の医師から、「問題ない」といわれていました。しかし、睡眠のトラブルから抜け出せず、私のところに相談に来たというわけです。そして私のクリニックで治療した結果、先に挙げた理想的な血圧・脈拍に近づき、そして睡眠のトラブルも解消していきました。

私が示している数値より高めで、他の医師から「問題ない」といわれている人でも、もしトラブルを抱えているならば、ここで挙げた数値を参考にしてみてください。

## ■最高血圧は加齢で上がる

さて、加齢と血圧の変化について見ていきましょう。

最高血圧は、年をとるにしたがって上昇します。特に女性のほうがその傾向は顕著で、20代の頃は110以下だった血圧が、年を追うごとに上がっていきます。

最高血圧が、加齢に伴って上昇するのには、理由があります。

最高血圧は、心臓というポンプが、ギュッと収縮して血液を送り出したときに、血管にかかる圧力のことです。血管に弾力がある場合、つまり若いうちは、血液の圧力を受けて血管自体もフッと広がります。そのため、血管にかかる圧力は、その弾力によって軽減されます。

しかし、年をとって血管が硬くなると、血液の圧力をダイレクトに受けることになり、血管にかかる圧力は高くなってしまいます。

## 日本人の血圧の推移（収縮期）

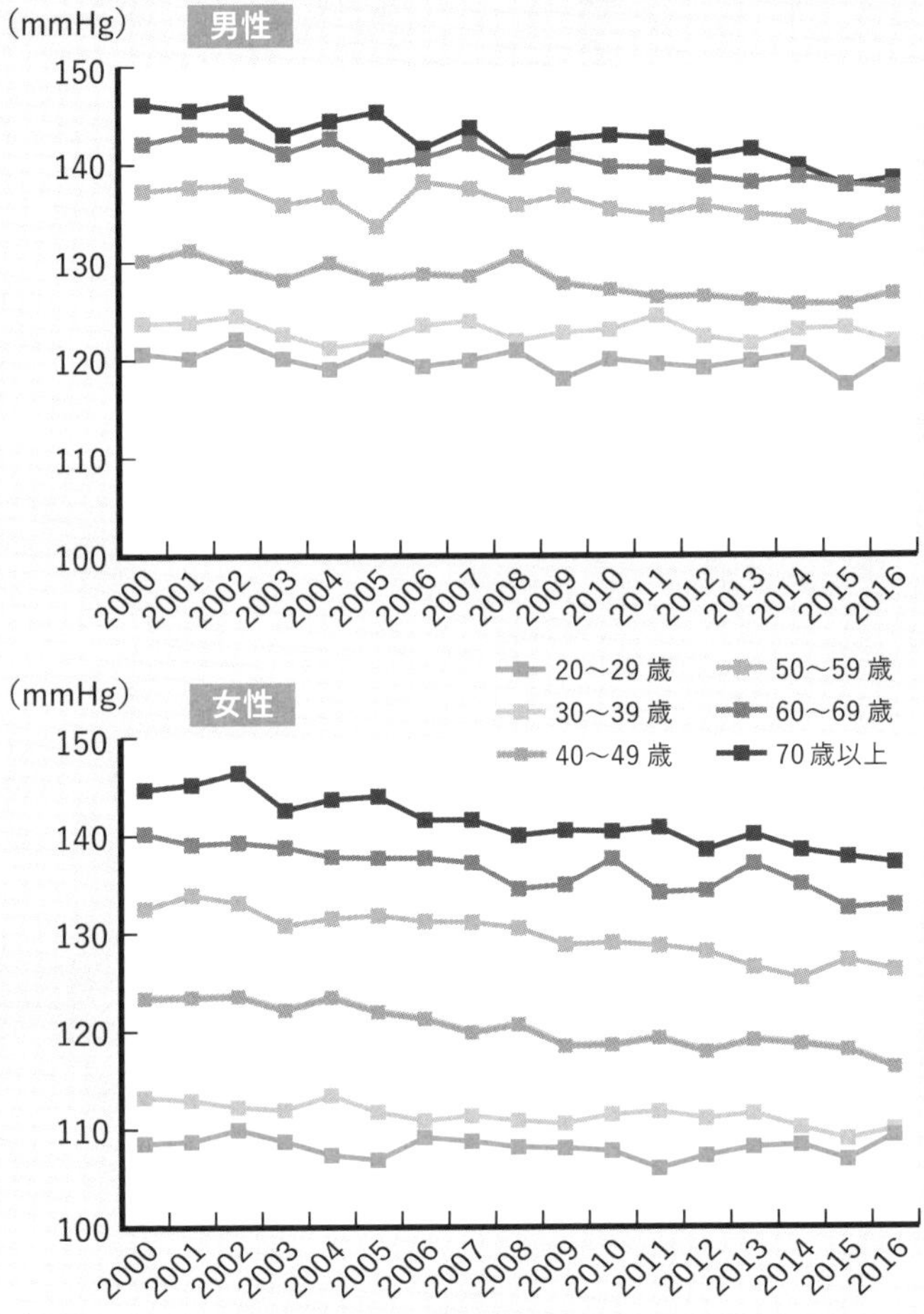


厚生労働省　平成 28 年国民健康・栄養調査報告より
※ 2 回の測定値の平均値。血圧を下げる薬の使用者含む

新品で弾力のあるゴムホースに一気に大量の水を入れて圧力をかけたところを想像してみてください。

ゴムホースに弾力があれば、その水の圧力はうまく吸収され、ゴムホース自体にかかる圧力はそれほど高くなりません。しかし、弾力がない古いゴムホースになると、水の圧力を吸収することができず、ホースにかかる圧力は非常に高くなってしまいます。

若い人の血管と、高齢者の血管には、このような違いがあるのです。

## ■最低血圧は睡眠不足で上がる

一方、最低血圧（拡張期血圧）は、加齢とはあまり関係がありません。次ページのグラフを見てください。

男女ともに最低血圧が高いのは、40代から60代。20代、30代のときには低く保たれていた最低血圧は、40代になると上昇し、50代でピークを迎え、その後は下がるとい

## 日本人の血圧の推移（拡張期）

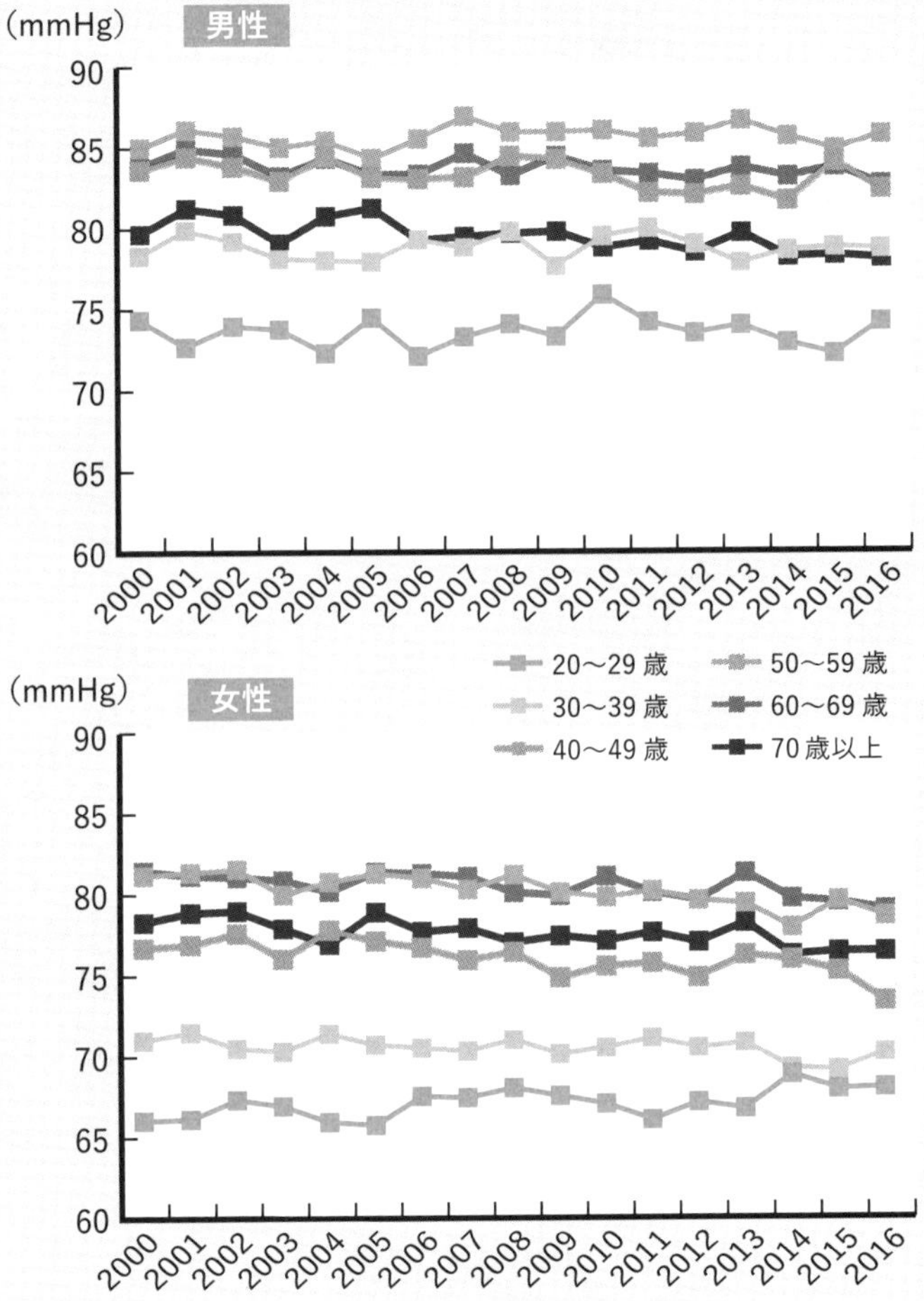


厚生労働省　平成28年国民健康・栄養調査報告より
※2回の測定値の平均値。血圧を下げる薬の使用者含む

えるでしょう。つまり、最低血圧は中年期がもっとも高い傾向にあるのです。

実は私は、医学を勉強し、医師となってしばらくの間は、最低血圧がどんな理由でこのように変化するのかについて、説明することができませんでした。最高血圧は加齢と動脈硬化によって上昇しますが、最低血圧については理由が見つからなかったからです。

しかし、睡眠について臨床経験を重ねてきた今なら、次のように断言できます。

**最低血圧は睡眠時間が短いと高くなる**

のです。

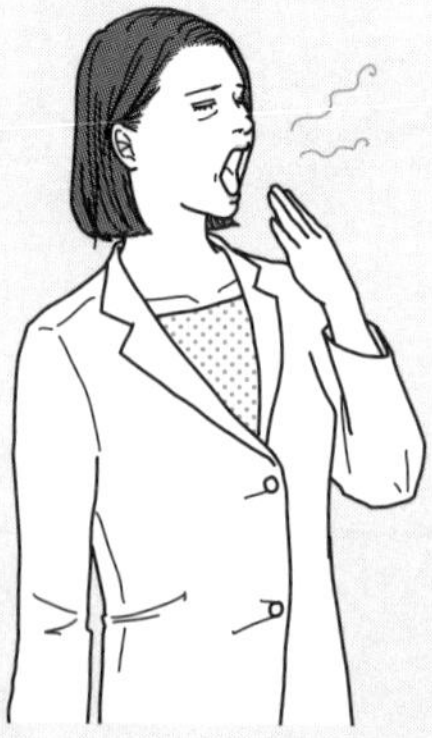

## 男女別平均睡眠時間

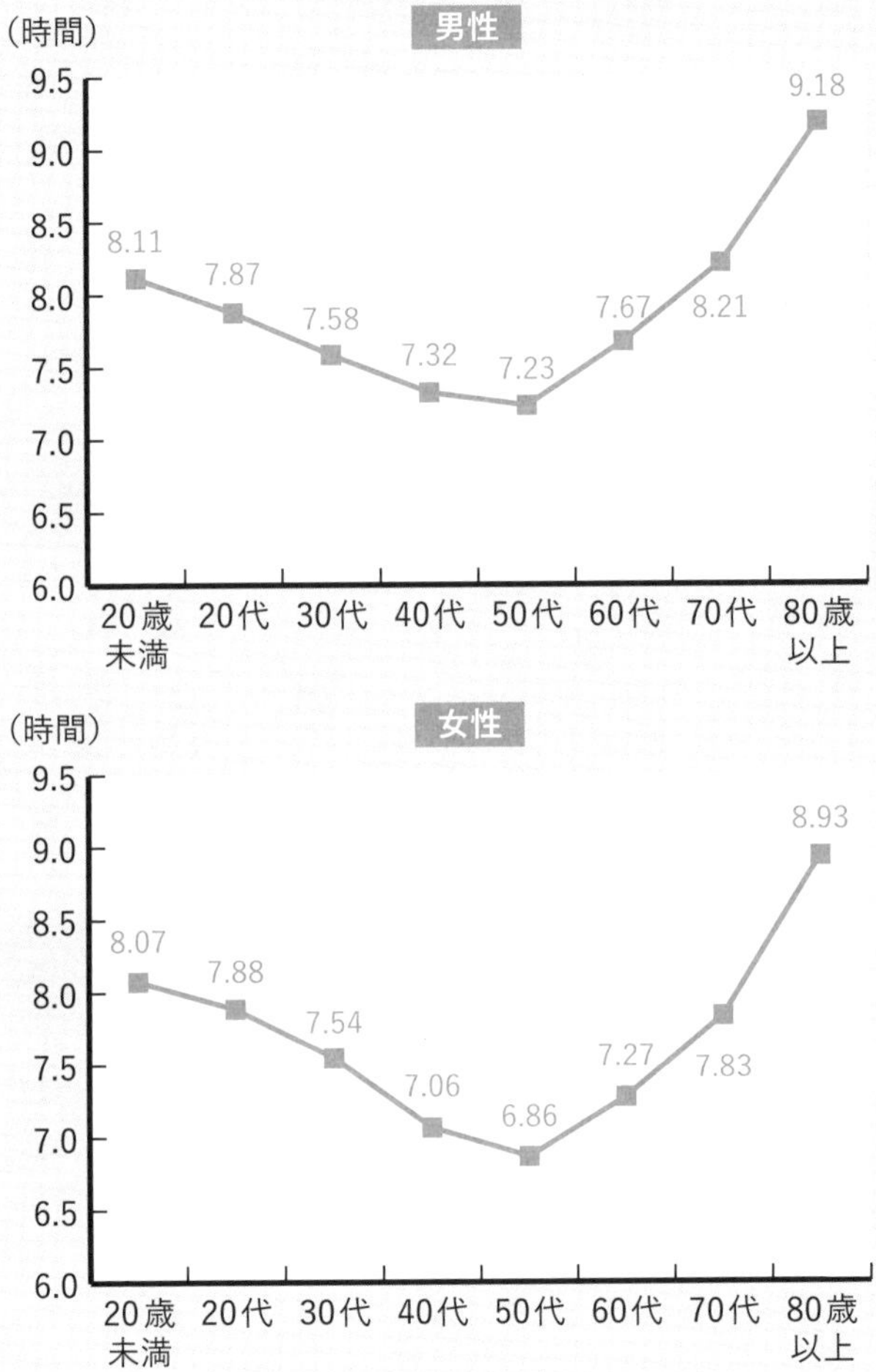


総務省統計局　平成28年社会生活基本調査より

これは女性で考えると明らかです。77ページのグラフを見てください。

20代の女性の平均睡眠時間は、7・5時間を超えており、理想的な数字です。

この時期の平均的な最低血圧は、65〜70の間。先ほどの理想的な数値よりやや高めですが、このデータが起床後すぐの測定でないことを思えば、許容範囲といえるでしょう。

しかし、30代、40代を境に睡眠時間はぐっと減少し、最低血圧は上昇していきます。子育てや仕事で忙しくなる時期、あるいは、仕事に行く夫より早く起き、遅く寝る、なんて生活をしている人もいるかもしれません。そして、子どもが巣立ったり、夫の仕事も一段落すると思われる60代になると、また睡眠時間も増えて、最低血圧も下がります。

**睡眠時間と最低血圧には、面白いくらいの相関関係がある**のです。

このように考えると、私のクリニックへ来る方々の最低血圧が総じて高いことも納得できます。眠りに問題を抱えている方々ですから、それが最低血圧の値に反映されてしまっているのです。

## 脈は寝不足で「ムダ打ち」する

次に、脈拍についてです。詳しくは次章でお伝えしますが、私は、

### 「脈はすなわち、その人の一生のカウントダウン」

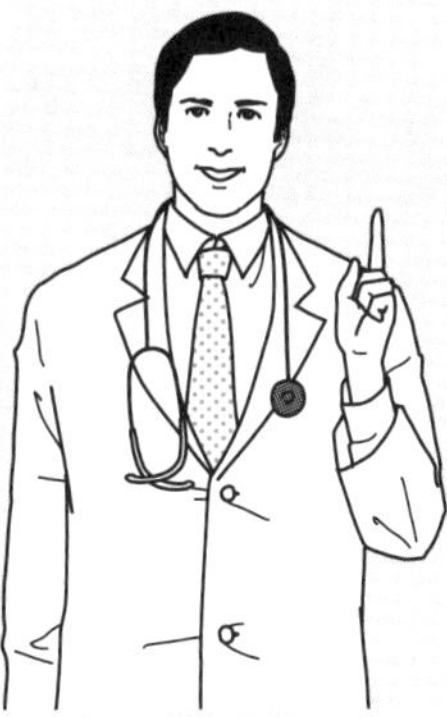

だと思っています。

つまり、私たちは生まれたそのときから、「何回心臓が刻んだら、止まる」と決まっていて、病気や事故などでそれより前に死なない限り、脈の上限が来たところで心停止を迎える、という考え方です。

この考え方には明確な根拠はないものの、医師の中でも信じている人はかなり多く、また、ベストセラーとなった『ゾウの時間　ネズミの時間』（本川達雄著）でも語ら

れています。

さて、**睡眠が不足すると、脈はどうなるでしょうか。まず、てきめんに上がります。**睡眠が十分にとれているときの脈が1分間に60回打つとして、睡眠が不足すると、1分間に70回、80回、多い方では90回くらい打つことも珍しくありません。実際、睡眠不足だった頃の私の脈も、平気で90回くらいを保っていました。

そう、睡眠不足は、一生のカウントダウンである心臓の動きを、「基本的に速める」方向に作用してしまうのです。基本的な値が上がってしまえば、当然ですが、脈の上限を迎える時期も、周囲の人より早くなるでしょう。

睡眠が十分にとれているときの脈（起き抜けなど、安静にしているとき）の目安は、1分間に約60回。10秒間、手首に指を当てているだけで、自分の脈がどのくらいの速さか、すぐにわかります。

ぜひ、試してみてください。

## 睡眠の質を測る血圧脈拍記入表

| | 日付 | 就寝時刻 | 起床時刻 | 睡眠時間数 | 血圧 | 脈拍 | その他（飲酒など） |
|---|---|---|---|---|---|---|---|
| （例） | 10/20 | 0:30 | 7:00 | 6.5 | 130/70 | 72 | 宴会 |
| | | | | | | | |
| | | | | | | | |
| | | | | | | | |
| | | | | | | | |
| | | | | | | | |
| | | | | | | | |
| | | | | | | | |
| | | | | | | | |
| | | | | | | | |
| | | | | | | | |
| | | | | | | | |
| | | | | | | | |
| | | | | | | | |
| | | | | | | | |

## ■血圧、脈拍からわかること

ここで、血圧や脈拍を測ることによってわかることをまとめておきます。

**■最高血圧（収縮期血圧）……血管年齢。この値が高い場合は、血管の弾力が失われている（動脈硬化）ということ。**

**■最低血圧（拡張期血圧）……睡眠が足りているか。この値が高いときは、睡眠不足ということ。**

**■脈拍……睡眠不足の場合は脈が速くなり、それが寿命を削ることになる。**

現在睡眠に問題がある、もっとよく眠りたいという方は、**まずは起床直後の血圧を測る習慣を持つこと**です。血圧計を使ってご自身の眠りを判断するところから、よい眠りへの取り組みを始めていきましょう。

# 2章

# 45歳からの睡眠改革①
# 睡眠への意識を変える

# 睡眠は心がけが9割

これから皆さんの睡眠改革が始まるわけですが、その最初に、まずは睡眠に対する意識を変えていきましょう。

睡眠について多くの方にお話を聞くと、

「睡眠が大事なのはわかります。でも、**時間がない**んです」

「**仕事**に**勉強**に**子育て**に追われていると、**寝ているヒマがありません**」

「寝る前に、スマホやパソコンは控えたほうがいいというのは聞いたことがあります。でも、実際には**そんなのムリ**で、ついベッドの中でも操作してしまいます」

「寝る何時間前に食事は終わらせるなんて、**現実的じゃありません**」

「飲酒で睡眠の質が下がるんでしょう？　知ってます。でも、**やめられない**ので」
などとおっしゃいます。

それで皆さん、「睡眠が短くなってしまうのは、仕方ない」「質が多少落ちてしまうのは、しょうがない」というのです。

それも、ご自身の体、ご自身の人生ですから、そのような選択をする方を無理矢理押さえつけ、寝かせることはできません。でも、睡眠の専門医としては、

**「本当に、睡眠不足がもたらす**
**体への影響と病気のリスク、**
**能力低下の度合いを理解したうえで、**
**そういう生活・働き方を**
**選んでいますか？」**

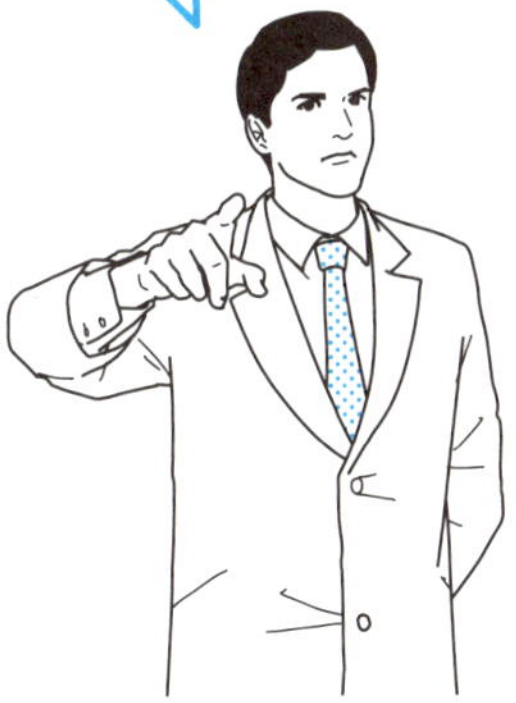

と問わずにはいられません。いざ、大きな失敗をしたり体調不良になってから、

「そんなリスクを抱えていたなんて、知らなかった」

となってしまうのでは、遅すぎます。そこで、ここからしばらくは、睡眠不足が私たちの体に与える影響について、知っていただくことにしましょう。


もちろん、本書を手にとってくださった方の中には、すでに睡眠の役割を理解していて、

「睡眠の質が落ちてきました。どうにかしたいです」

「寝つきが悪くて、ストレスです。どうしたらいいでしょう」

という、「眠りたい」という方も多くいらっしゃると思います。

そういう方は、この章は思い切って飛ばしてしまってください。後半の章で紹介する方法で眠りを改善させてから戻ってくることをおすすめします。


それではさっそく、見ていきましょう。

# 睡眠時間と寿命には驚くべき関連性がある

**「毎日、何時間寝るのがいいんでしょうか？」**

私が睡眠の専門家だと知ると、多くの方にこのようなことを聞かれます。

実は、それにはもう、統計学が答えを出しています。

私たちの睡眠時間のベストタイムは、**「7〜8時間」**です。

これは、人種も、性別も、関係ありません。

このことは、睡眠時間と死亡率の関係、睡眠時間と様々な病気の発病率を見ると、一目瞭然です。

## 長寿の人の睡眠は何時間?

次のページのグラフを見てください。

これは、アメリカで1982年から6年間にわたり、111万人以上を対象に行なわれた調査の結果です。この結果から見ると、男女ともに7・5時間ほどの睡眠をとったときに、死亡危険率が著しく低下することがわかります。つまり、**人類という種においては、長く健康に生きるためには、7・5時間の睡眠がベストである**、といえるのです。

「いえいえ、でも、私は6時間睡眠が、一番、調子がいいんです」

「8時間眠っても、まだ足りません」

とおっしゃる方もいるかもしれません。しかし、人間であれば誰もが、食べたものを消化して活動エネルギーを得、そのエネルギーを摂りすぎれば脂肪が蓄積されて太ってしまうのと同じように、睡眠についての基本的なルールにも差はありません。

## 睡眠時間と死亡危険率

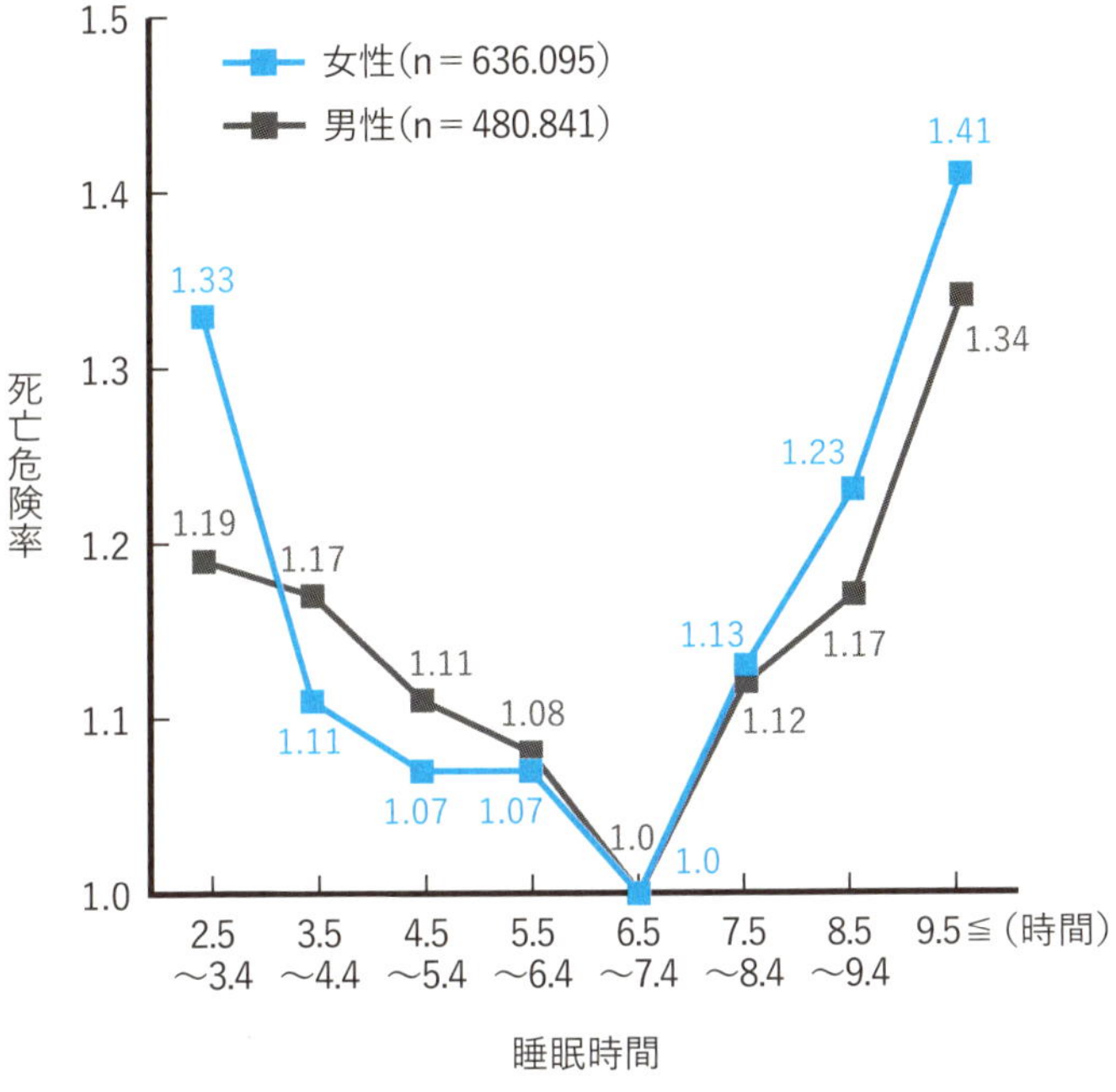


試験方法：米国で実施された調査（1982〜1988年、女性63万6095人、男性48万841人）をもとに、睡眠時間と6年後の死亡危険率の関連を検討した。6.5〜7.4時間睡眠の場合の死亡率を1としたときの死亡危険率を示した。

Kripke DF. et al.: Arch Gen Psychiatry 59: 131-36, 2002より

COLUMN

# 人の体の個人差は、実は「ごくわずか」!?

睡眠についてお話をしていると、よく、

「私の体質は、短時間睡眠でも大丈夫なんです」

などという方がいます。しかし、適切な睡眠時間については、ほとんど個人差はありません。

私は、今生きている私たちの体を、これまでの進化の歴史からひもとき、そして統計で捉えることを、他の医師よりも特に重視しています。つまり、私たちが人間の体について考えるためには、これまで人類という種《しゅ》がどんなふうに発達し、進化し、社会を築いてきたかを見る必要がある、ということです。そういった人類の歩みそのものが、私たちの体質や病気にも影響しているわけです。

言葉にすると難しく感じるかもしれませんが、普段、皆さんも、ある種の病気に関しては同様の考え方をしています。それは、**遺伝に関する病気**です。

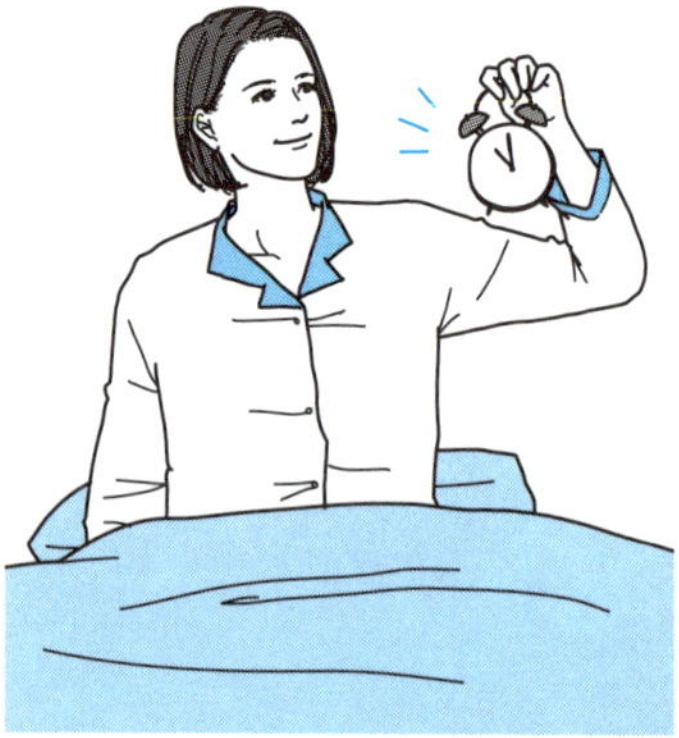

遺伝とはまさに、先祖から受け継いだあなたの性質。病気の情報も含まれます。あなた自身が先祖から影響を受けているように、人間という種もまた火を使い、道具を使い始めるより前の類人猿時代、あるいはそれ以前からの影響を強く受けています。

ここで特に注目したいのは、人類に今からおよそ7万年前に起こったと考えられる大きな危機です。あまり知られていませんが、人類はおよそ7万年前に**絶滅の危機**を迎えました。数には諸説ありますが、その頃の全世界の総人口は7000人程度まで減ったといわれています。

この数が、どれほど種にとって危機的なものだと思いますか?

例えば現在、「トラ」は絶滅危惧種に指定されていますが、その個体数は5000頭程度といわれています。つまり、現在の「トラ」と同じようなレベルにまで、人類は数を減らしたことがあるのです。しかも、トラは生態系の頂点にも立つ肉食獣であるのに比べ、人類は捕食される立場でした。他の動物に襲われ、食べられる危険性がある分、多くの個体数を必要とするはず。それなのに、たった7000人程度まで減ってしまった——。この状況の危機の度合いが、少しは伝わったのではないかと思います。

さて人類は、その数千の個体から、現在ではおよそ75億人にまで増えました。この増加率はすさまじいものの、裏を返せば、現在の75億人も、もとをたどればたったの数千人に過ぎないということです。全世界の人口がこの数千人の子孫であり、遺伝的つながりを持っているのです。

そのため、私たち人類というのは、一見、肌の色や顔の形などが違っていますが、遺伝的には非常に似通っています。

ですから、本当にごく一部の、遺伝子が特別変異している方を除いては、睡眠についての基本ルールは同じです。もし今、寝ても寝ても眠いとすれば、人生のどこかの時期に「睡眠不足」を蓄積し、「睡眠負債」が大きくなっているといえるでしょう。あるいは、寝なくても平気、というのは本人の思い込みで、体には負債が溜まり続けているのかもしれません。

## 長時間睡眠者は、死亡率が高い!?

ところで、89ページのグラフを見ると、長時間睡眠をとっている人はかえって死亡危険率が上がってしまっているように見えますね。**9・5時間以上眠る人の死亡危険率は、3時間しか寝ない人とほぼ同じ**という結果が出ているからです。健康のためにたくさん眠っている人にとっては、ショックな結果です。

しかし、このグラフから一概には、「睡眠時間が長すぎると健康に悪い」といえないことを補足しておきます。

なぜならこのたくさん寝る層の中には、3タイプの「結果としてたくさん寝てしまっている人たち」が含まれているからです。

「結果としてたくさん寝てしまっている人たち」とは、まず「病気の人」。この調査は健康状態までは対象になっていませんから、病気だったり、寝たきりに近い人も含まれていたはずです。このような人たちは必然的に「9・5時間以上の睡眠のグループ」に含まれるため、このグループの死亡危険率が上がってしまっている可能性があります。

また、病気とまではいかなくても、**「睡眠の質が悪い人」**も多くいます。つまり、深い睡眠がとれていないために、長い時間、布団に入っている人たちです。睡眠の質の悪さは病気のリスクにつながりますから、これも死亡危険率を上げる要因です。

最後に**「睡眠負債を返している人」**です。

例えば20代から50代までは仕事が忙しく、毎日平均して5時間睡眠で頑張ってきた人がいたとします。この人が仕事を引退してから長時間寝るようになる、というのはよくある話です。これは現役時代の不足していた睡眠（睡眠負債）を、人生の後半で返済していると考えられます。

睡眠負債を抱えている人は、同時にあらゆる病気のリスクも抱えていますから、同じように死亡危険率をアップさせてしまいます。

実際、先日、ある大ベテランのコメディアンの方とテレビの収録でお会いしましたが、そのとき彼は、

「毎日8時間寝て、さらに3時間昼寝をしても、また夜はすぐに寝られる」

とおっしゃっていました。驚いてさらに詳しくお話を伺うと、若い頃に特に多忙な時期があり、約20年間にわたって毎日3時間睡眠を続けていたとのことでした。まさに今、その睡眠負債を返済しているところといえるでしょう。

このように考えると、長く寝る人たちの中でも、「病気の人」「睡眠の質が悪い人」「睡眠負債を返済中の人」の3タイプが死亡危険率を押し上げてしまっていることがわかります。

ですから、**現在健康で、睡眠の質も問題なく、なおかつ長時間寝ているという方は、今の時点で心配することはない**でしょう。そのままの生活スタイルを維持していただければと思います。

## 「短時間睡眠の悪影響」は、着実に心臓に蓄積していく

### 3時間睡眠の日々が、私にもたらしたもの

私は現在、7つの睡眠代謝専門のクリニックを運営し、各企業や自治体で皆さんの睡眠指導にあたっていますが、ずっと「睡眠優等生」だったわけではありません。

それどころか、30代の頃の睡眠はひどいものでした。1日の平均睡眠時間は、3時間。医者になったのが30歳だった私にとって、その頃は、しなければならないことが多すぎました。

**起きていれば、仕事はできるし、本は読めるし、人と会える。できるだけ睡眠時間**

**を削って起きているほうが「合理的」と考えていた**のです。「寝ている時間がもったいなかった」のですね。

そんな3時間睡眠の生活を10年以上続けました。30代というのはまだまだ体力もありますし、仕事も充実していましたから、「寝なくても平気」と思っていました。

健康診断も定期的に受けていましたが、特にこれといった問題はありませんでした。ただ、ひとつだけ、気になる数値がありました。それが「脈拍」です。他の人と比べて、脈が明らかに速かったのです。そして、血圧もいつもやや高めでした。

しかし当時は、「脈がずいぶん速いな」と思っただけで、それがどんな意味を持つのかを考えることはありませんでした。まさに私自身が、

「3時間睡眠で大丈夫。睡眠は短いくらいのほうが、調子がいい」

「7時間とか8時間の睡眠は、時間のある人がすること」

くらいに思っていたのです。その**「脈の速さ」が自分の寿命を縮めることだ**と気がついたのは、ずっと後のことです。

## 心臓は、巻き戻せない命のタイマー

私たちの体はそれぞれ、様々な個性があります。例えば身長が高かったり、骨格ががっしりしていたり……といった具合です。

しかし、90ページでも紹介した通り、人間の個体差は、他の生物と比べるとほんの小さなもの。「人間そのもの」を鳥瞰的に捉えてみると、体というのは、私たちが思っている以上に、「機械的」にデザインされています。

例えば、関節の構造はほとんどの方が同じですし、内臓の位置や働きも一緒です。そして心臓も、「一生のうちに脈打つ回数」が人類共通でおおよそ決まっており、それは「1日9万回」で「120年間」、一生の間にだいたい「40億回」くらいだと考えられています。これは、1分間に換算すると、約「60回」。私たちの心臓は、安静時に1分間に約60回刻む、というルールをもとに、生きている限り、脈打ち続けているのです（ただし、途中で大病をしたり、心機能に異常が見られた場合を除きます）。

## 人体の構造と1分間に打つ鼓動の数

**1日に打つ脈の数**

60(回)×60(分)×24(時間)

＝**86,400(回)**

**一生に打つ脈の数**

86,400(回)×365(日)×120(年)

＝**約37億8432万(回)**

**人間の体のデザイン**

「1分間に**60回**のビートを、

**120年間**打ち続ける」

## 世界の長寿者ランキング

| | | | | |
|---|---|---|---|---|
| 1位 | ジャンヌ・カルマン | フランス | 女性 | 122歳164日 |
| 2位 | サラ・ナウス | アメリカ | 女性 | 119歳97日 |
| 3位 | 田島ナビ | 日本 | 女性 | 117歳260日 |
| 4位 | ルーシー・ハンナ | アメリカ | 女性 | 117歳248日 |
| 5位 | マリー・メイユール | カナダ | 女性 | 117歳230日 |

なお、子どもの頃は心臓が小さいため、大人よりも体に血液をせっせと送り出さなければなりませんから脈は速くなります。

**「人類のグランドデザインが寿命120年」**というのは、これまで多くの研究論文や医学書を読んできた中で導き出した数字で、明確な根拠はありません。

ただ、「世界の長寿者ランキング」を見ても116歳や117歳で亡くなる方が多く、そう大きくずれていることはないと思います。116歳、117歳まで生きられた人というのは、大きな病気や事故にあわなかっただけでなく、鼓動をムダ遣いすることなく生きてきた方なのでしょう。

## 眠らないと、寿命を刻むタイマーが加速する

本項目の最初に、若い頃の私の心臓の鼓動が速かった、というお話をしました。これは、私に限ったことではありません。私のところに来る患者さんの脈を測ってみると、皆さん、驚くほどの高い数値ばかりです。1分間の脈が70、80は当たり前。90以上の人もざらにいます。

長年の診察でわかってきたことなのですが、

**睡眠不足になると、私たちの脈拍は、ぐんと速くなる**

のです。

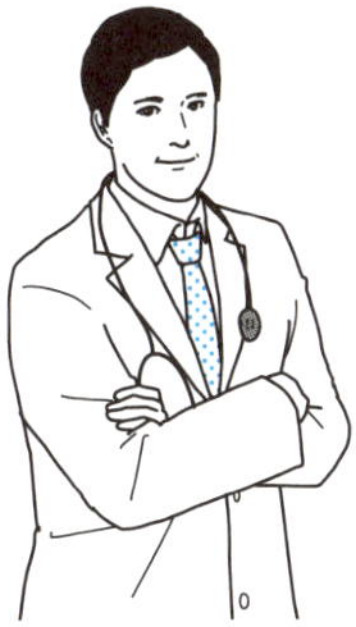

例えば先日、私のところに受診に来たGさん（研究者、46歳、男性）。この方はまさに、「毎日5時間寝るのが、一番体調がいい」と公言されていました。

そこで、1週間、毎朝起きてすぐ、布団から出る前に脈拍を測ってもらいました。つまり安静時の脈拍を測ってもらったわけですが、その平均値は90でした。90の脈拍というのは、標準値60と比べると5割増です。ということは、安静にしている状態で、毎日5割増しで、心臓のビートの回数を消費しているということになります。

脈の増減は、基本的に、私たちの行動や動作と連動しています。例えば、走ったりジャンプしたり、というように体を大きく動かせば脈は自然と増えますし、静かにイスに座って本を読んでいたり横になって寝ているときは脈が減ります。これは、人間の活動を支えるシステムですから、動作に伴って脈が増えるのは、とても自然で健康的です。

しかし、このGさんで問題なのは、**運動していないとき、特に朝起床直後でも基本的なビートが速い**ということです。

**ビートの消費が速いということは、その分、寿命が削られるということ。**１２０歳の寿命に60／90を掛けると、Gさんの最大寿命は、計算上80歳ということになります。

さらに、その80年という寿命は、様々な病気やストレスによって削られていきます。Gさんがこのままの生活をしている限り、普通に考えると70代で死亡する可能性が高くなってしまうわけです。

「これまで、脈拍をそんなふうに考えたこともありませんでした」

とGさんはおっしゃいます。

しかし、これはGさんだけの話ではありません。

「脈拍＝命の時計」だという考え方を持っている人は非常に少なく、そのため皆さんはムダに脈を打たせて、命を削ってしまっているわけです。

## ■睡眠負債は加速度的に増える

これまで私は、10年以上にわたって10万件以上、睡眠時間と脈拍の関係を見てきました。「睡眠不足は、人の脈拍を速める」という発見は、その結果を統計的に処理していく中で出てきた結論です。

**毎日の睡眠が5時間を切ると、普通より脈拍が20くらい、上がります。**

毎分、人より20回多く心臓が働いているわけですから、それを24時間365日、何年も繰り返すと、

20回×60分×24時間×365日×1年、2年、3年……

と、どんどん心拍数を積み増していくことになります。

年数を重ねるごとにその影響は大きくなり、また取り戻すのが難しくなるのはいうまでもありません。

## 睡眠不足がなぜ人生を「早送り」させるのか

でも、なぜ寝る時間が短いと、脈が速くなってしまうのでしょうか？　その理由は、人類のこれまでの歴史を振り返ると見えてきます。

私たち人類は、かつて、大型肉食動物に捕食される側にいました。そんな私たちが睡眠を削らなければいけない主なタイミングは、大型肉食動物から食べられてしまう危険性があるとき。つまり、睡眠不足と外敵の存在は、かなり密接なのです。

睡眠不足ということは、つまり命が危険なときということになりますから、そのため私たちに体には、二重にも、三重にも「寝不足でも寝ない」ようにするためのシステムが備わっているのです。

### 脳内覚醒物質「オレキシン」

そのうちのひとつが、覚醒作用を持つ「オレキシン」。覚醒剤にも相当する、強力な脳内覚醒物質です。

私たちが眠くなると、脳は「危険な状況なのだ」と判断します。つまり、「何があっても寝ないようにしなければ」と、備える姿勢をとるのです。そうなったときに分泌される最重要物質がこの「オレキシン」です。

睡眠が足りなかったり、徹夜明けのような場合でも、頭が冴えている、という経験がある方も多いでしょう。特に、締め切り間際で切羽詰まっていたりすると、脳が覚醒して、目がらんらんとして……となりますね。これがオレキシンの作用です。

このオレキシンという化合物の覚醒以外の強力な作用は、脈を速くすることと、食欲を増すこと。オレキシンは「眠い時でも活動量をアップさせるための物質」ですから、たくさん食べさせて、体中に血液をどんどん送り込んで、体を無理矢理にでも活動モードに持っていくわけです。

そのため、**睡眠が不足すると脈拍は速くなり、さらには食べすぎて太る、**というわけです。

## ストレス物質「アドレナリン」

もうひとつ、睡眠不足時に脳内で分泌される重要な物質が「アドレナリン」です。アドレナリンはストレスホルモンとしても知られている物質で、文字通りストレスを感じたときに出てきます。

人類が今のように繁栄する前、私たちが最も大きなストレスを感じていたのは、やはり大型肉食動物との遭遇でした。

命の危機、という最大のストレスに対して、アドレナリンを分泌することで、いつでもすぐに逃げられるように脈を速くし、血糖値を上げてすばやく「逃避行動」に移れるようにしていた、というわけです。

今でも、ストレスを感じると心臓がドキドキすることがあるでしょう。これは、体がストレスに反応して、いつでも逃げられる準備をしている、ということなのです。

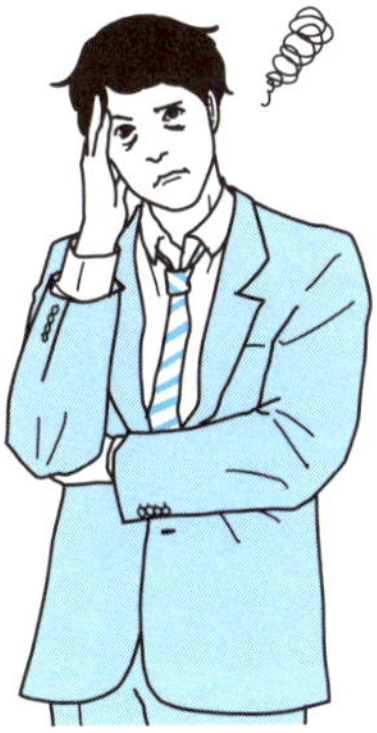

このオレキシンとアドレナリンという2つの物質は、体に負荷やストレスをかけ、外敵の襲来／睡眠不足という一時的な危機をどうにか乗り越えるためには必須です。

これらの物質のおかげで私たちは、**睡眠不足のときほど、「頭が冴えるような感覚」を得られるわけですが、その代わりに「脈」を増やし、そして「寿命」を減らしています。**これらの物質が出ることによる「冴えるような感覚」は、覚醒剤などの効果と似ていて、命を削る反応といっても過言ではないでしょう。

十分に寝るようになれば、オレキシンやアドレナリンの分泌もおさまり、脈拍も下がって、食欲も正常に戻っていくのです。

# アンチエイジングにも効果絶大の「眠り方改革」

本章の最後に、成長ホルモンが減り続ける40代に、よい睡眠をとってその分泌を増やすことによる、**アンチエイジング効果**をお伝えしておきましょう。

先ほどお話ししたように、成長ホルモンは基底層にある細胞を刺激し、分裂を促します。基底層というのは、皮膚の表面「表皮」のうちの一番下の部分で、ここで細胞が分裂し増殖します。新しく生まれた細胞は、およそ1カ月で肌の表面へ移動し、剥《は》がれ落ちていきます。これが「ターンオーバー」と呼ばれる仕組みです。

日焼けや黒ずみは、このターンオーバーが正常に行なわれていれば、肌細胞の入れ替わりが起こるため、徐々に薄くなります。

## 肌の構造

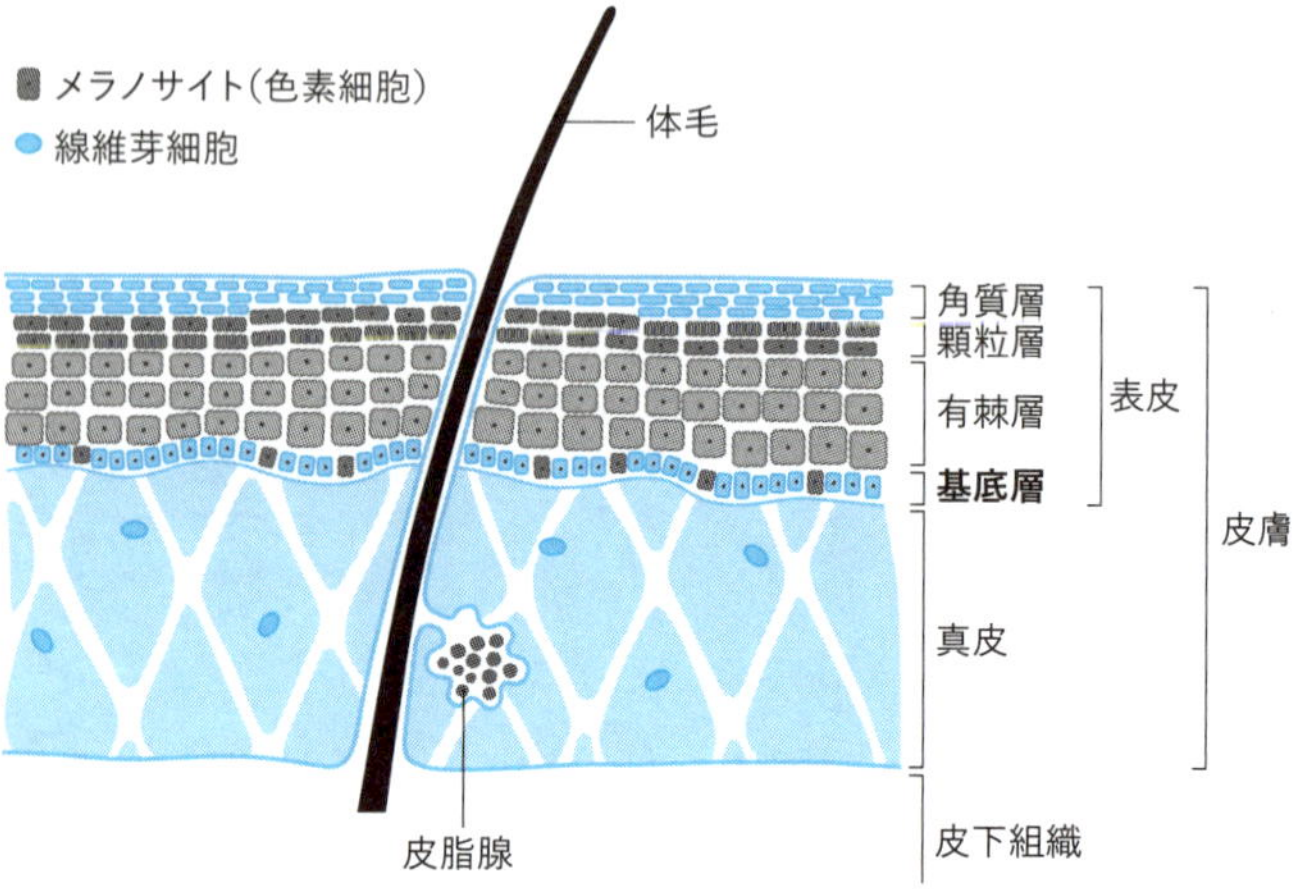


この、細胞の入れ替わり――ターンオーバー――ですが、成長ホルモンの分泌量によってその速度が変わります。

十分に分泌されている人は、適切なスピードでターンオーバーが行なわれ、**ハリつやのある肌が保たれます**が、一方、成長ホルモンの分泌が十分でないと、ここでの新しい細胞の準備も手薄となります。そうなると、肌はみずみずしさやハリを失ってしまいます。

また、体の内部の細胞も同じようにリフレッシュされています。つまり、十分な睡眠、成長ホルモンの分泌が、全体的な美しさの維持につながるので

## 飲みすぎは「睡眠の質の低下＋夜更かし」のもと!?

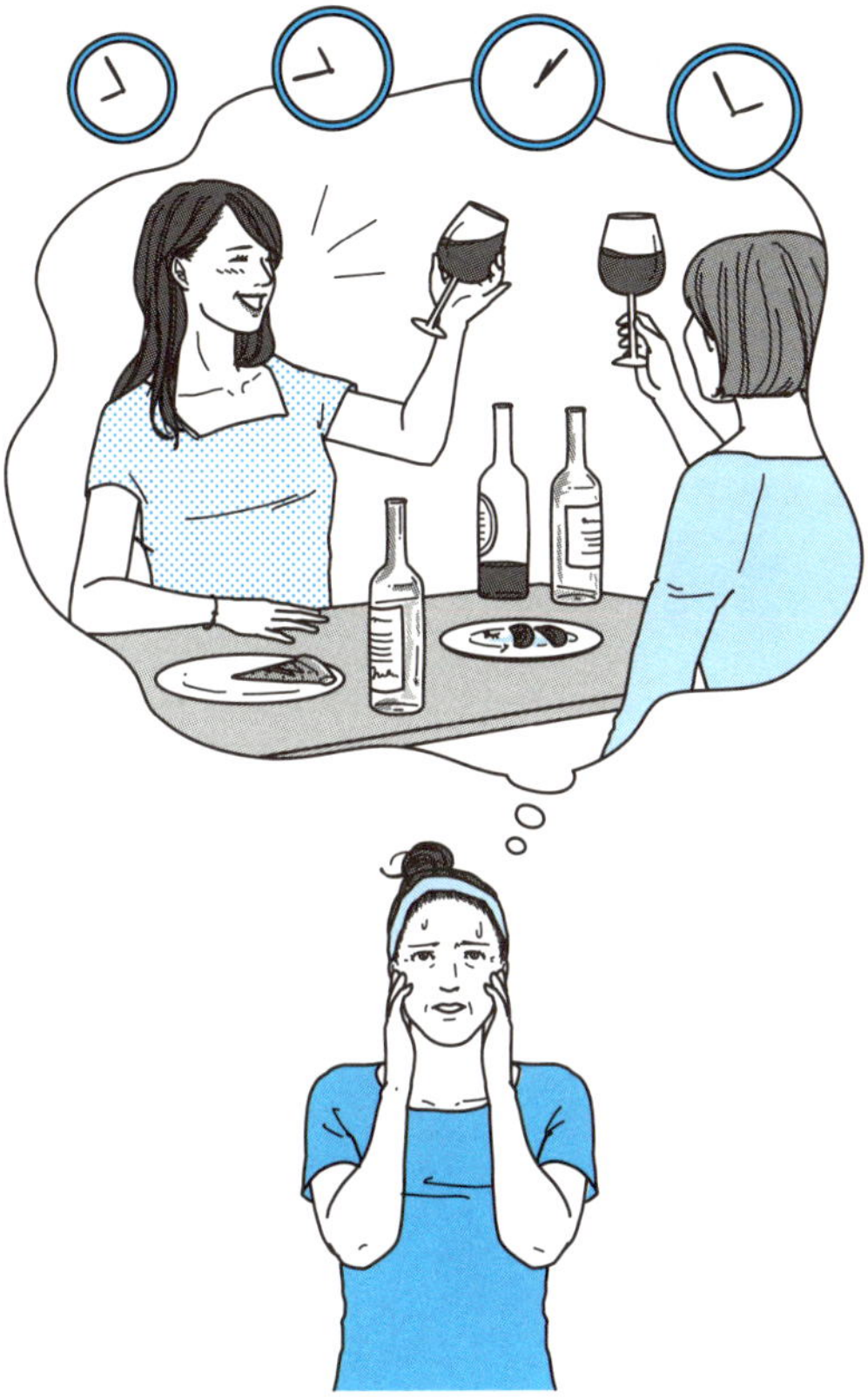

す。

男性が気にすることでいえば、脱毛もまた、睡眠の影響を受けています。**短時間睡眠は、頭髪にマイナスの影響を及ぼす**のです。美肌のために十分な睡眠が不可欠なのと同様に、豊かで美しい頭髪のためにも十分な睡眠は欠かせません。

髪は皮膚の角質が分化してできたもので、毛母細胞が分裂を繰り返すことで伸びていきます。健康な頭髪をコンスタントに生み出すためには、潤沢な成長ホルモンの分泌と細胞分裂が不可欠なのです。

いつまでも若々しくいるためにまず必要なのは、お金でもホルモン注射でもありません。**大切なのは、十分な睡眠時間を確保すること。**それも深夜に最初のノンレム睡眠がくるように調整すること。そして**睡眠の質を上げること**です。

それが何よりも強力なアンチエイジングになるのです。

# 3章

## 45歳からの睡眠改革②睡眠を通して成功をつかむ

# 成功者は40過ぎからよく眠る

睡眠不足になりがちな人の中には、以前の私のように、

「寝ている時間があったら、仕事をしたい」

「寝る間も惜しんで勉強を」

というような方もいるかもしれません。たしかに、日本では一時期、「1日に8時間も9時間も寝るのは怠け者」で、「深夜まで残業して働くのが会社員の鑑《かがみ》」というような傾向がありました。


しかしそれは、脳科学の側面から見ると、ナンセンス。

脳の力を引き出すため、
記憶を整理し定着させるため、
脳内に溜まった老廃物を排出し、
脳をフレッシュな状態に保つために、
十分な睡眠時間は絶対に必要です。

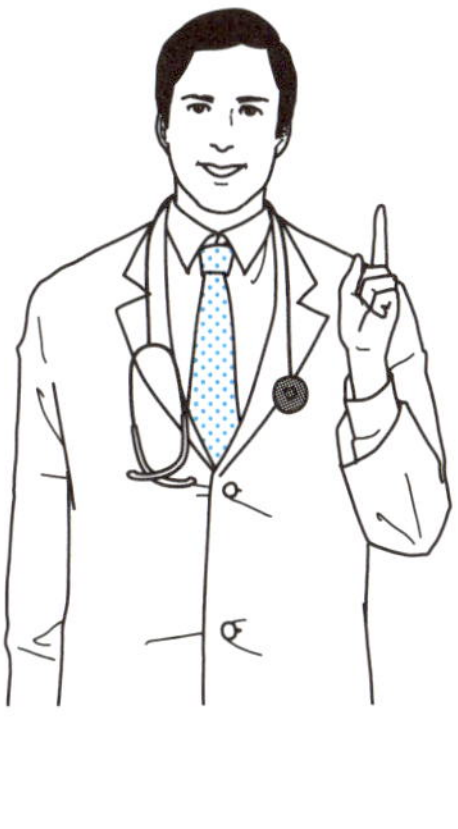

## 睡眠が不足すると、頭の回転が鈍り、認知症を引き寄せる

ここで、イギリスBBCニュースで2017年に発表された、カナダ・オンタリオ州にあるウェスタン大学の認知テストについて、ご紹介しましょう。

このテストでは、推論や言語理解、意思決定などの能力が、睡眠の不足によってどのように変化するかを調べました。

認知テストの結果そのものには個人差があったものの、その中で何より興味深かったのは、**同じ認知テストをしていても、睡眠が不足すると、十分な血液が送られる脳のエリアが極端に狭くなる**ことが、機能的MRIで明らかになったということです。睡眠不足で頭がボーッとする経験は感覚的なものに限らず、意思決定や問題解決、記憶に関連して極めて重要なものとして知られる前頭葉と頭頂葉の活動が、ぐっと減ってしまうということが、この実験で示されました。

マイクロソフト創業者のビル・ゲイツ（60代前半）、アップルCEOのティム・クック（50代後半）は現在、ともに**7時間の睡眠を確保している**といいます。若い頃、「眠らずにプログラミングをしていた」という逸話があるビル・ゲイツも、現在ではしっかりと睡眠をとっているのです。

若いうちは、生まれ持ったエネルギーで、多少の睡眠不足や徹夜も補えるかもしれません。しかし、**「成功者は40過ぎからよく眠る」**といわれるのは、40歳を過ぎたら経済的にも時間的にも余裕ができるということ以外――つまり、脳の活動量やパフォーマンスにおいても、理由があるのです。

**同じ作業でも、睡眠不足で脳の血流は悪くなる**

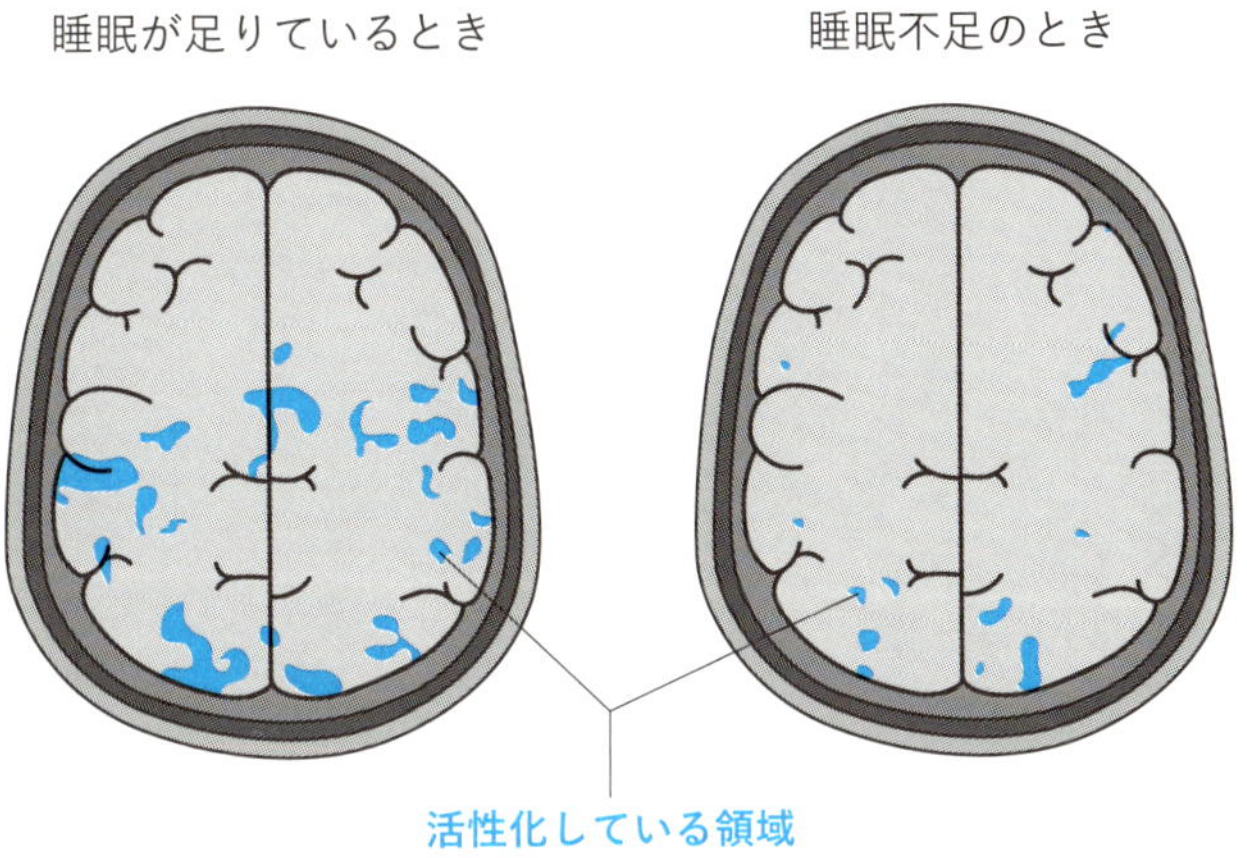


## 脳の老化と睡眠

睡眠にはいくつもの役割がありますが、その中でも大切なのは「脳を休める」ことです。

脳は、全身の中でも他の器官とは異なる成長・老化過程をたどります。

一般の細胞はテロメアの長さによって分裂していますが、それとは違い、脳の神経細胞（ニューロン）は3歳頃を過ぎると、その後は基本的に分裂することはありません。**一度持った細胞をそのまま使い続けて、脳は維持され**

**る、**ということになります。

そして、このニューロンの能力維持のために、睡眠は重要な役割を果たしているのです。

日中に活動しているときに脳波をとると、全体的にβ波という電気の波をとらえることができます。一方、目をつぶり、外からの視覚情報を遮断すると脳への刺激がぐっと弱まり、α波という緩やかな電気刺激の波に変わります。そして深い睡眠であるノンレム睡眠に入ると、ほとんどニューロンの電気活動が見られなくなります。

睡眠時に限らず、1日の中でこのように活動がほとんどなくなる細胞というのは、実は脳細胞を除いて他にはありません。そして現在は、**この睡眠による脳細胞の電気活動の停止こそが、ニューロンを維持するための要**だと考えられているのです。

そしてもうひとつ、睡眠は脳細胞にとって、大切な役割を果たしています。それは、**脳の神経細胞（ニューロン）は、睡眠時だけ、その中に溜まっている老廃物を捨てることができる、**ということです。

## 脳の老廃物を押し出す仕組み

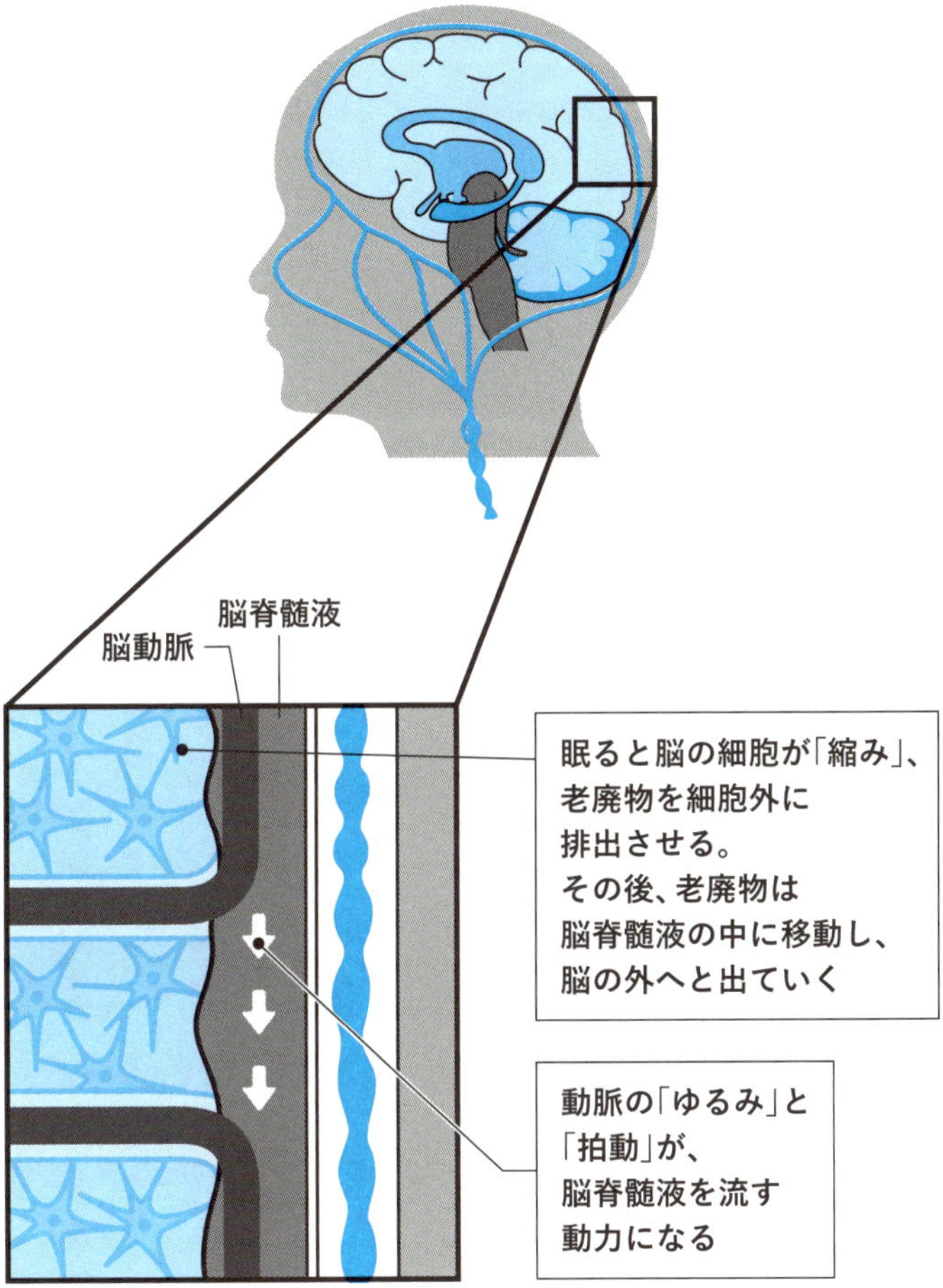

脳以外の全身では、老廃物は通常、腸の動きやリンパや血液の流れ、呼吸などを通じて外へ排出しています。排泄物や垢《あか》などは、その代表例ですね。

一方、脳にも、活動に伴って体と同じように老廃物が溜まりますが、その排出の仕組みは少し違います。

睡眠によって、ニューロンの電気活動がなくなると、ニューロンはギュッと収縮して中の老廃物を細胞外に押し出します。そして、収縮したことでできたスキマを通って、その老廃物が神経細胞の外へと流されているようなのです。

脳の中には脳脊髄液《のうせきずいえき》と呼ばれる液体が流れており、この液体が睡眠時にすごい流速で、脳の中に溜まった老廃物を押し流します。

この老廃物の中には、アルツハイマー病（アルツハイマー型認知症）の原因といわれているアミロイドβ様の物質なども含まれています。

ですから、

## 深い睡眠をとれていない人は、脳の中に老廃物が溜まることで、認知症になる確率も高くなってしまう

といえるでしょう。

また、難病のひとつである筋萎縮性側索硬化症（ALS）などの変性疾患も、脳の中に老廃物が溜まることが原因のひとつではないかと考えられています。

ALSは、筋肉が痩せて動かせなくなる疾患ですが、筋肉そのものに原因があるのではなく、筋肉を司《つかさど》る運動ニューロンが障害されることで発症します。ですから、睡眠不足は、こうした難病発症のリスクを高めてしまうことにもつながります。

ニューロンに休息を与え、脳の中に溜まった老廃物を排出する――これは**「眠っている間」にしかできない**ことです。脳にとって睡眠は、これほど重要なものなのです。

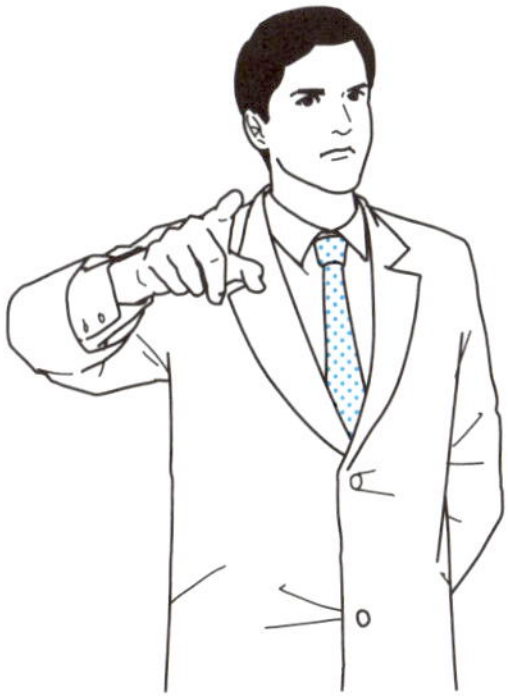

# レム睡眠の質が、脳のパフォーマンスを左右する

前項で説明した脳内のクリーニングは、睡眠の中でも特に深い「ノンレム睡眠」時に行なわれています。では、もうひとつの睡眠であるレム睡眠にはどのような作用があるのでしょうか？

私たちがレム睡眠の状態にあるとき、脳は自発的に電気活動をしています。脳の出先機関といわれる目だけは動いていますが、そこから下、手や足を含めた体は休んでいる状態です。

レム睡眠は、睡眠から覚醒に移行する朝方に多く見られます（53ページ）。朝方うとうとしながらたくさん夢を見るという方がいますが、それはレム睡眠中に脳が起き

るための準備をしているから。ノンレム睡眠でギュッと縮んだニューロンはこのとき、緩やかにのびをしています。

このレム睡眠は、私たちの「記憶」と密接に関わっているといわれています。**記憶を定着させること、**そして、**不要な記憶を選別し削除すること**が、レム睡眠中には行なわれているのです。

## 記憶の定着とレム睡眠——行動記憶

まずは、記憶の定着から見ていきましょう。レム睡眠中には、脳は2種類の記憶を固定させていると考えられています。

まずひとつめが、「行動記憶」です。行動記憶というのは、私たちが考えなくても**「自動操縦」で動くために必要な記憶**のことです。

朝起きて、顔を洗って、着替えて、朝食を食べて、歯を磨いて、テニスをして……。

そのようなときに、たいてい、私たちは行動とは「別のこと」を考えているはずです。顔を洗いながら「今日は朝から会議だ」と考えていたり、着替えながら「お得意さんへの資料を午前中に仕上げよう」と考えていたり、朝食を食べながら、「そろそろ論文の締め切りだ」と思ったり、などなど。顔を洗うときに、まずは蛇口をひねってお湯が出るのを待ってから、両手で水をすくって……なんて、ひとつひとつの動作を思考したりはしていませんよね。

私たちは、**普段の生活のおおよそ90％以上は無意識に行なわれている**といわれます。他のことを考えながらでもこういった行動ができるのは、私たちが行動記憶として、日常生活の行動をしっかりと把握できているからです。

反対に、行動記憶の固定が曖昧《あいまい》になると、日頃の動作がうまくいかなくなります。転びやすくなったり、普段なら覚えようと思わないでも把握できていたことがわからなくなったり、ということが起こってしまうのです。

**最近、つまずいたりぶつかったりしやすい方は、睡眠が足りていない可能性があります。**

## 記憶の定着とレム睡眠――エピソード記憶

レム睡眠時に脳が固定させる記憶の2つめが、個人の経験や思い出などの「エピソード記憶」です。

レム睡眠の間に私たちは、寝る前までの経験や行動、感情の記憶を脳の中で反芻《はんすう》しています。朝方のレム睡眠の間というのは、**自分の経験の「おさらい時間」**というわけです。

レム睡眠が不足すると、このエピソード記憶はてきめんに影響を受けることがわかっています。同じ時間だけ勉強をして、眠ったとしても、レム睡眠が足りないだけで記憶の定着率が下がってしまうのです。

53ページの図をもう一度見ていただくとわかるのですが、睡眠というのは、寝入りばなは深いノンレム睡眠が中心で、朝方は浅いレム睡眠が中心となります。短い睡眠しかとらない人は、必然的にこのレム睡眠が少ないことになります。そのため、「3

**時間睡眠で十分」という、昔の私のような方というのは、このレム睡眠が圧倒的に不足してしまう**のです。

## 記憶の選別とレム睡眠

そしてもうひとつ、レム睡眠中には「記憶の選別」が行なわれています。**大切な記憶とそうでない記憶を選別し、大切な記憶だけを長期記憶として留めておく**ためには、レム睡眠が必要なのです。

皆さんは、昨日の朝食に、何を食べたか覚えていますか？ これはきっと覚えているでしょう。

では3日前の朝食は？

いつもまったく同じものを食べている方は別として、たいていの方は覚えていないか、思い出すのに時間がかかったはずです。これは脳が「毎日の朝食メニューはあまり印象深くない、すなわち長期記憶として必要ではない」と判断しているからです。

その日食べた朝食メニューは、寝るまでは皆さんの記憶にあります。それが先ほどお話ししたように、ノンレム睡眠に入ったときにニューロンの電気活動が微弱になると、例えば「朝食のメニュー」のようなインパクトの弱い記憶のネットワークは、いったんここで切れることになります。

逆にインパクトの強い記憶、同じ朝食でも「台湾旅行で食べた屋台の朝食」などの記憶は、ネットワークが切れることなく、長期記憶として定着します。10年後、20年後も「台湾で食べた屋台の揚げパンは最高においしかったな」というように思い出せるわけです。レム睡眠にはこのように、大切な記憶とそうでない記憶を選別する役割があるのです。

## ■「一流の人に睡眠不足はいない」のは、当たり前

このように睡眠の役割を見ていくと、**「一流の人にしっかりと眠る人が多い」のは、**

**ごく当たり前、**といえそうです。

まずしっかりノンレム睡眠をとることで、ニューロンをしっかりと休息させることができます。そしてその間に、脳の中にある老廃物を排出します。脳にいつも「ゴミ」が溜まっている状態では、クリアな思考はできそうにありませんよね。このように定期的に脳の老廃物を排出することは、将来の認知症や変性性神経疾患のリスクを大きく減らすことにもつながります。

一流の人の多くが朝型であるのは、脳の使い方をよく知っているからかもしれません。脳がしっかりと休息をとり老廃物がない状態の朝に、大切な仕事を終わらせてしまうというビジネスマンは多くいます。文筆業の方の中にも、早朝に原稿を書くという方は多いようです。

レム睡眠では、作業記憶や経験を含めたエピソード記憶を固定していきます。行動記憶が固定されることで特に考えなくてもスムーズに行動できることが増えるだけでなく、エピソード記憶が固定されることで、経験を知識として蓄積していくことができるからです。一度経験したことを、知識や情報として生かしていくためには、十分なレム睡眠――つまり、一晩の間に7・5時間程度の睡眠時間をとることが不可欠なのです。

また、大切な記憶とそうでない記憶の選別も、日常生活をより充実させるためにはとても重要な要素です。**「忘れる」というのは私たちに与えられた大切な能力。**生まれてからのすべての記憶が残ってしまうという脳の疾患を持つ方がいますが、多くは疲れきって動くことができず、寝たきりの状態になってしまいます。

そのような疾患がなくても、睡眠が不足して**レム睡眠を十分にとらなければ、覚えておくべき記憶と、そうでない記憶の線引きが曖昧になりますから、脳をうまく使うことができなくなります。**引き出しの中に、宝物も文房具もゴミも一緒に入っていたら、必要なものを探し当てるのに時間がかかるのと同じです。

一流の人がよく眠っているのは、知識として、もしくは経験として、睡眠がご自身のパフォーマンスに与える影響をよく知っているからなのです。

# 成功する人・しない人の脳と、睡眠

私たちの脳には、だいたい1000億個のニューロンがあり、1個1個のニューロンには情報を伝達するためのシナプスという接合部が、少なく見ても1万個あるとされています。ですから計算上、私たちの脳の中には約1000兆個のシナプスがあることになります。

これはとてもすごいことで、私たちは**自分の頭の中にスーパーコンピューターを所持しているのと同じ。それくらいのスペックを誰もが持っている**のです。

でも、ちょっと待ってください。

皆の頭が同じ構造で動いていて、ニューロンやシナプスの数は変わらないのに、世の中には、「頭がいい人」と「そうでない人」がいます。「成功する人」と「そうでない人」がいます。「新しいアイデアを生み出せる人」と「そうでない人」がいます。

## この差は、いったいどこからくるのでしょう？

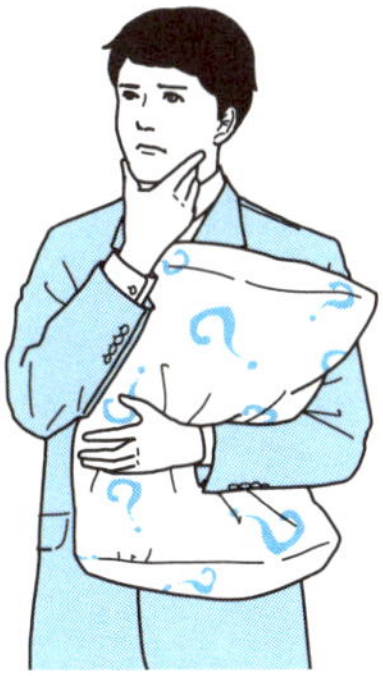

その答えは、私は、「脳内にきちんとしたネットワークがつくられているかどうか」にあると考えています。

「頭がいい」というのも、「世の中での成功」も「新しいアイデア」も、まったく何もないところから何かを生み出すものではありません。ほとんどの場合が、見たことのあるもの、触れたことのあるものを結びつけることによって生み出されています。

脳をうまく使っている人というのは、脳の中にある情報のネットワークに、うまく意味づけができて効率的に脳を使っているのです。

では、**効率的に脳を使うため**にはどうしたらいいのか。そのカギは、お話ししてきたように睡眠が握っているのです。

もし今、努力しているのに、なかなか成果が出ないとしたら、それはご自身のスーパーコンピューターの使い方やメンテナンスの仕方をわかっていないだけ。誰もがスーパーコンピューター並みの能力があるのに、そのことに気づいていません。そして、自分に適度な期待を持てずにいるのです。

## 脳が「人間らしい働き」を止めてしまうとき

**神経細胞同士のつながりこそが脳の力のすべて**といっても過言ではありません。けれども、脳の病気以外に、私たちの脳が自らそのつながりを断ってしまうことがあります。その大きな原因は、これまでに何度か登場したストレスです。

私たちの脳は大きく3つに分かれています。爬虫類《はちゅうるい》にもある一番古い脳が「脳《のう》幹《かん》」といわれる部分。これは内臓や呼吸の動きを調節しています。脳幹は肉体が生きている限り動き続けます。睡眠時も呼吸ができるのは、脳幹が働いてくれているからです。

脳幹より進化した部分が「大脳辺縁系《だいのうへんえんけい》」です。これはライオンやハイエナにもあります。快不快を感じ、食欲、生殖、恐怖や怒りなどを司る、本能や感情を担当する脳です。

人間しか持たない新しい脳は、一番外側にある「大脳新皮質《だいのうしんひしつ》」。私たちがこのように本を読んだり、音楽を楽しんだり、勉強をしたりできるのは、この脳のおかげです。相手の気持ちがわかるのも言語を使って思考できるのも、私たちに大脳新皮質があるからです。

これまで何度か登場した「ストレス」は、大脳辺縁系で感じる「恐怖」や「怒り」といった感情と深く関連しています。そして、大脳辺縁系で感じる感情が強く働いているときには、大脳新皮質の思考は強制的にストップさせられてしまいます。

これは、私たちがまだ人間になる前、大型肉食動物の餌食になっていた頃に由来します。敵に遭遇した際にとる行動は、恐怖にしたがって「逃走する」か、怒りのパワーで「闘争する」かのどちらかでした。

このときは大脳新皮質で行なわれる思考はストップ。考え込んでしまえば、その間に食べられてしまいますから、脳自体が「考えるな」というモードになってしまうのです。

年下の弟とのケンカで、最初は逃げていた弟が、追い詰めすぎたらすごい勢いで反撃してきた、というような経験がある方はいませんか？　そのとき、弟の脳は思考をしていません。恐怖と怒りというストレスに突き動かされて、反応しているだけなのです。

捕食される恐怖や、兄弟ゲンカは極端な例かもしれませんが、このように**ストレスや恐怖などの感情は私たちから思考を奪います。**

そして、**睡眠不足もまた、大きなストレス**のひとつ。睡眠不足になると感情的になりやすい、という経験をしたことのある方も多いと思います。睡眠不足は様々な側面から、私たちの思考する力を停止させてしまいます。

**同じ構造、ほぼ同じ容量の脳を持って生まれてきたにもかかわらず、私たちの人生**

## 脳の部位と役割

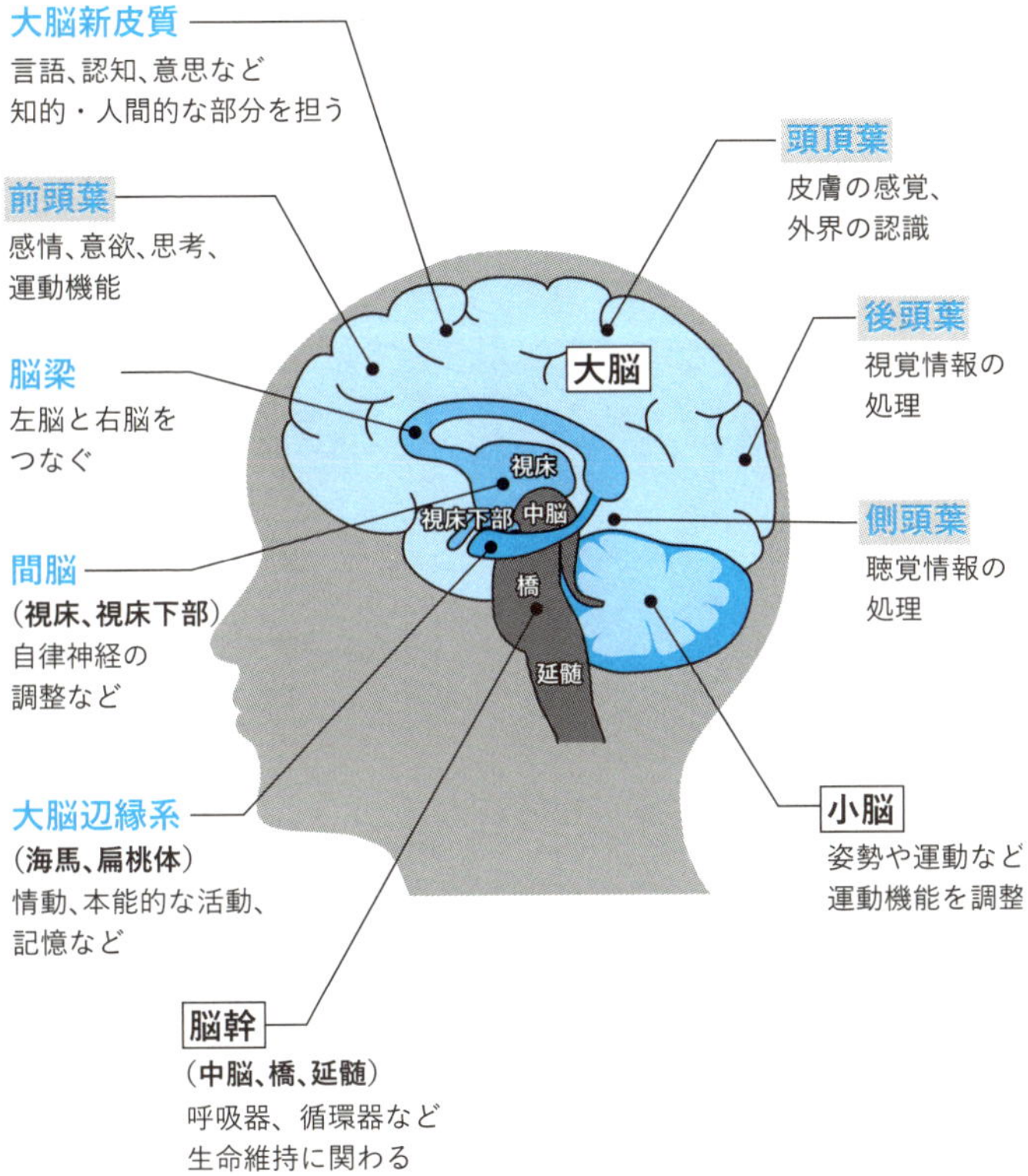

大脳新皮質
言語、認知、意思など
知的・人間的な部分を担う
前頭葉
感情、意欲、思考、
運動機能
脳梁
左脳と右脳を
つなぐ
間脳
(視床、視床下部)
自律神経の
調整など
大脳辺縁系
(海馬、扁桃体)
情動、本能的な活動、
記憶など
脳幹
(中脳、橋、延髄)
呼吸器、循環器など
生命維持に関わる
頭頂葉
皮膚の感覚、
外界の認識
後頭葉
視覚情報の
処理
側頭葉
聴覚情報の
処理
小脳
姿勢や運動など
運動機能を調整
大脳
視床
視床下部
中脳
橋
延髄

**に大きな差が出てくるのは、脳の使い方がうまい人とそうでない人がいるからだ、**そういっても過言ではないでしょう。そして睡眠を専門にしている私からすれば、睡眠のとり方が、そこにつながっています。

若い頃は、多少の無理は利きます。もともと生まれ持った生命力が、多少の不眠があってもそれを補ってくれるからです。

しかし、45歳を過ぎてからは自分で気をつけなければなりません。睡眠に対して真摯《しんし》に向き合っていかなければ、脳をうまくコントロールすることができなくなるからです。そしてきちんと寝ている人とそうでない人の差は、じわりじわりと広がっていきます。

自分の頭の中にあるスーパーコンピューターを使って最大のパフォーマンスを発揮するためには、良質な睡眠は不可欠なのです。

# よく眠ると、成績が上がる

このように、睡眠と脳、記憶の関連性がわかってくると、**眠ると成績が上がる**というのも納得できるでしょう。

昔、「睡眠学習枕」といって、寝ながら英単語を聞いて覚えるなどという機械がありましたが、本当の**「睡眠学習」というのはつまり、勉強をしたその後に理想的な睡眠時間を確保すること**といえるかもしれません。

17歳で私のクリニックにやってきたT君。お母さんが「寝ている間に息子の息が止まっている」と心配そうに付き添っていました。T君には肥満もなく、細身の体型です。リスク要因としては、顔の幅が細くて前後に長いこと。特に顎《あご》が小さい方は、それだけで気道がふさがりやすく、睡眠時無呼吸症候群（197ページ）となることがあります。

お母さんがスマホで撮影してきた動画を見てみると、T君は1時間に60回以上息が止まっていました。「どんなに睡眠時間を長くとっても、学校で眠くて眠くて仕方なかった」というT君。寝ている間にまともに呼吸ができていないのですから、深い眠りにつくことなどできるはずがありません。

1時間に20回以上呼吸が止まっている場合は、睡眠時無呼吸症候群で保険治療の対象となりますから、早速T君のCPAP《シーパップ》治療（204ページ）がスタートしました。そして3カ月後には、睡眠中に息が止まる回数はほぼゼロになりました。

お母さんの話によると、**それまでまったく振るわなかったT君の成績が、よく眠れるようになるにつれてぐんぐん伸びていった**といいます。

日中に眠たくなることがなくなり、授業や勉強に集中できるのはもちろんのこと、ノンレム睡眠で脳の疲れをリセットし、レム睡眠で記憶を固定するという、脳の通常のサイクルを取り戻すことができたからです。

実際、1年後の春には見事、第一志望の大学に合格。治療の成果が学業にまで及ぶことを目の当たりにした、嬉しい出来事となりました。

もし、同じ能力を持って生まれたとしても、**睡眠に差があれば、それはまるでその人の「能力の差」として表れてくる**かもしれません。

私は患者さんに、

**「きちんと眠れるようになって、寝ている間の呼吸状態がよくなれば、能力はそれだけで30%以上アップします」**

と話しています。これはエビデンスとして示すことはできませんが、これまでのべ10万人以上の患者さんを診察してきての実感です。

巷《ちまた》には自分の能力をアップさせるための、たくさんの自己啓発書がありますが、ぐっすり眠ることでそれが叶うのであれば、こんなにいいことはないですね。

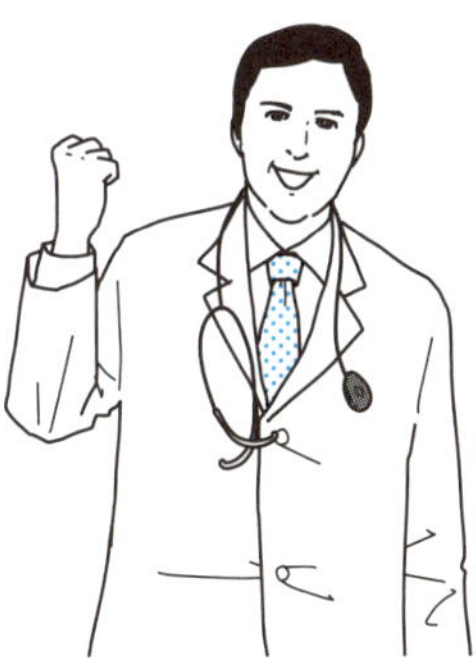

# 最近、やる気が出ない
# ——そんな人こそ睡眠を変えよう

最近、なんだかやる気がでない。不安で眠れない。ちょっとうつ気味かも……なんていう方はいませんか。

ここでは、うつ病や気分の落ち込みと、睡眠の関連を見ていきましょう。

**睡眠時無呼吸症候群や短時間睡眠の方は、うつ病を発症する頻度が高い**ことは知られています。一方で、「うつ病の人はよく眠れない」ともいわれます。その患者さんによって、不眠が先かうつ病が先かの違いはありますが、いずれにせよ不眠とうつ病には関連性があるのです。実際私のところで不眠の治療をしたところ、うつ状態から抜け出せた方も大勢います。

眠れないだけなのに、精神科へ行ったばっかりに事態が複雑になってしまうケースもあります。

38歳のFさん（男性）は長距離トラックのドライバーなのですが、不眠症がひどく、高速道路を運転中にウトウトしてしまい、危うく事故を起こしそうになったことがありました。私のクリニックを訪れたときは、長期で会社を休職しているところでした。薬歴を見ると、数種類の睡眠導入剤に加えて、向精神薬まで処方されていました。Fさんは、眠れないのはストレスのせいだと思い、精神科に通っていたのです。

Fさんの検査をすると、やはり重度の睡眠時無呼吸症候群がありました。この症状がある方というのは、どうしても睡眠が浅くなりますから、実際は長時間寝ていても「よく眠れていない」と考えてしまうのです。

脳自体が、息が止まらないように深く眠らせないように作用している、といういい方もできるかもしれません。

このような方がいくら睡眠導入剤を飲んでも、眠りが深くなることはありません。

それなのに、Fさんは、最初の睡眠導入剤の効き目が表れなかったために、薬の量も種類もどんどん増えていきました。薬が増えるごとに気持ちの落ち込みも激しくなり、向精神薬も処方されることになりました。

向精神薬には、食欲を亢進《こうしん》する（増す）作用がありますから、体重も半年で10キロ増えたといいます。首回りの脂肪がより多くなったために気道がさらに閉塞し、睡眠時無呼吸症状のさらなる悪化につながっていました。

そこで私はFさんに、

「一度薬を全部やめにしましょう」

と話をしました。

「仕事を休んでいるんだから、寝られないなら寝なくていいですよ。大丈夫、2、3日眠れなくて死んだ人はいませんから」

と、睡眠時無呼吸症候群の治療だけに絞ったのです。Fさんはそれから3カ月で徐々に病態が改善し、半年後には仕事に復帰できるまでに症状が改善しました。

睡眠はうつ病との関連が深いものです。そのため睡眠がうまくいかなくなったときに、まず精神科へ向かってしまう人がかなりたくさんいらっしゃいます。そしてそこで処方される多量の睡眠導入剤や向精神薬が、状況をより複雑にしてしまうのです。

Fさんのように、本当は心に不調がないのに「眠れない」ことで勘違いしてしまっているケースは多々あります。これから先、万が一、ご自身やご家族にうつ病やそれに近い症状が表れたときには、

## 「まず睡眠を診てもらおう」

と考えていただきたいと思います（ただし、すでに治療を受けている方は、独自の判断で薬をやめてはいけません。まずは、今の医師にかかりながら、睡眠専門のクリニックの扉を叩くことをおすすめします）。

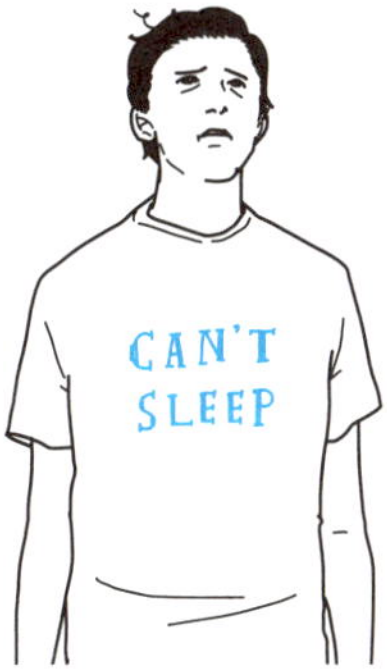

## 睡眠を変えると性格がポジティブになる!?

いつもピリピリ、イライラしている人、周りにいませんか？　もしかすると自分がそうかも……という人もいるかもしれません。**睡眠時間が短い人の中には、短気、怒りっぽい、気分屋、冷たいといった性格と評される方が多い**ようです。

これにはちゃんと理由があります。睡眠不足の人というのは、心に余裕を感じることができないからです。私たちの体はストレスがかかると、脈拍が上がるようにできています。これは逆の取り方もできます。脈が速いと、私たちは「ストレスがあるのだ」と感じるようになっているのです。脈拍がドキドキしているときに、私たちはのんびりとおおらかな気持ちでいることはできません。

睡眠時間が短いと脈は速くなります。毎日の睡眠が4、5時間を切ると、だいたい普通より脈拍が20上がるというのは、お話ししてきた通りです。**常に脈拍が速い状態で過ごすということは、ストレスがかかっているのと同じ**状態ですから、私たちは**それだけでピリピリしたり、イライラしたりしてしまう**のです。

今日も仕事でピリピリしてしまった。

イライラして子どもを叱ってしまった。

そんな日は、もしかすると睡眠が足りていないのかもしれません。その日だけならいいのですが、そんな日ばかり続けば、それはあなたの性格として、周囲に認識されてしまうかもしれません。

自分の性格がいやだ、もっとおおらかになりたい。そんな希望があるならば、とにかくゆっくり眠ってみましょう。そして違いを感じてみてください。**睡眠を変えられるように、性格も変えられるのです。**

## ■幸福度や運にも、睡眠は関係している

お話ししてきたように、不眠はうつを引き寄せ、私たちをイライラした気持ちにさせます。

「調子が悪い」が口癖の知人がいました。30代の頃はそうはいっても特に病気ということはなく、寝る間を惜しんで働いていました。不安に襲われることも多いようで、「元気な人がうらやましい」といつもいっていたのを覚えています。しかし、40代後半頃から、その人は次々と病に襲われるようになりました。「病気になったのは、自分の運が悪いから」というのですが、私の考えはちょっと違います。

不眠から来る不調や不安は慢性的になると、大きなストレスとなり、怒りや恐怖、他人への嫉妬につながっていきます。こういったネガティブな感情を持ち続けることは、体にとって大きな負担。負の感情は免疫系の機能を鈍らせますから、ウイルスや感染症の危険も増しますし、感染すると治りにくくなります。つまり病気にかかりや

すく、治りにくくなるのです。ガンなどの病気にもかかりやすくなってしまいます。

この方は**「運が悪い」のではなく、「睡眠が悪い」**のです。すべてを運のせいにするのではなく、自分の生活スタイル、特に睡眠を見直すこと、それが実際にはこの方の運をよくする方法です。

しかし、実際にはいくら睡眠の大切さをお話ししても、それをしっかりと受け止めてもらえなければ、状況は何も変わりません。

**睡眠がどれだけ素晴らしいものか。**

**人生にどれだけのインパクトを持つか。**

**それは病気のリスクを減らすことだけにとどまらず、人生を良い方向に向けるためにも不可欠なものなのです。**

食事や運動に気を配る人はいても、睡眠について真剣に考え、行動を起こす人は、驚くほど少ないものです。この本を手にとってくださった皆さんにはぜひ、理想の睡眠に向けて、始めの一歩を踏み出していただきたいと願っています。

COLUMN

# 年収にも差がはっきり！睡眠の真実

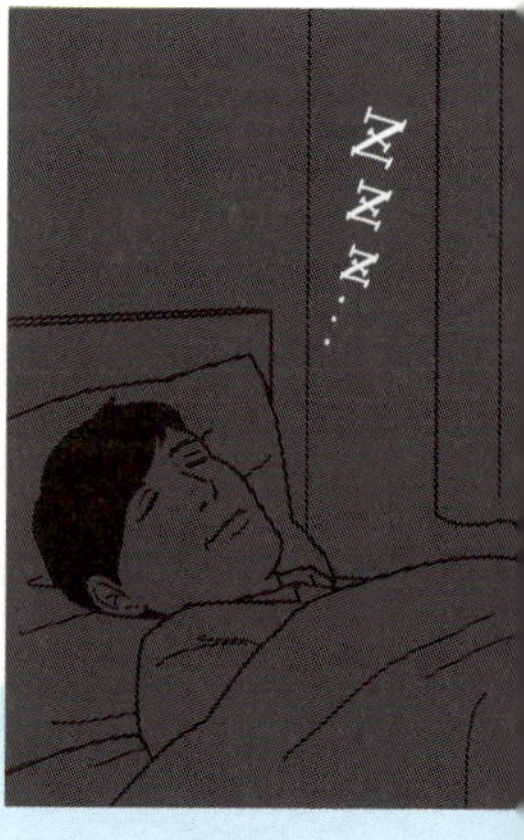

睡眠と日常生活の関連については、今、多くの注目が集まっています。睡眠の良し悪しと年収に関する面白い研究データを紹介しましょう（次ページ）。このデータによると、「睡眠不足の人は快眠者よりも個人年収が低い」ということが明らかになっています。睡眠と収入に、ここまで優位な差があるというのは、見過ごせないのではないでしょうか。

この調査は、見方によっては「収入の多い人は、寝る時間をちゃんととる余裕がある」とも見えるかもしれません。しかし一方で、「余裕が生まれたら、睡眠時間に充てる」人たちともいえますし、それ以上に、「質のいい睡眠をとっている」人ともいえます。自分のもともと持っている能力を存分に発揮し、社会で活躍していくためには、やはりよい睡眠は欠かせないものなのです。

## 睡眠と収入

快眠者

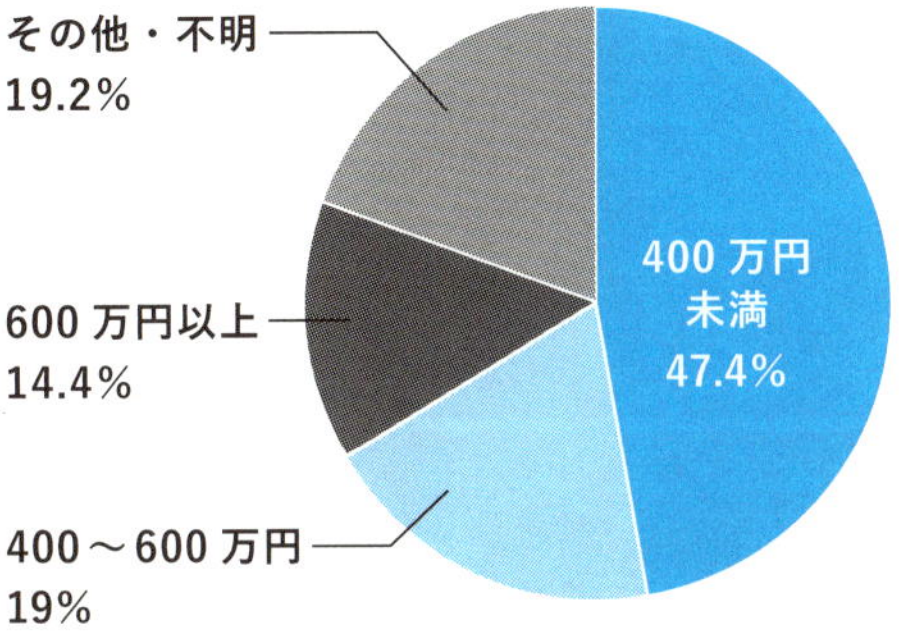


睡眠不足の人

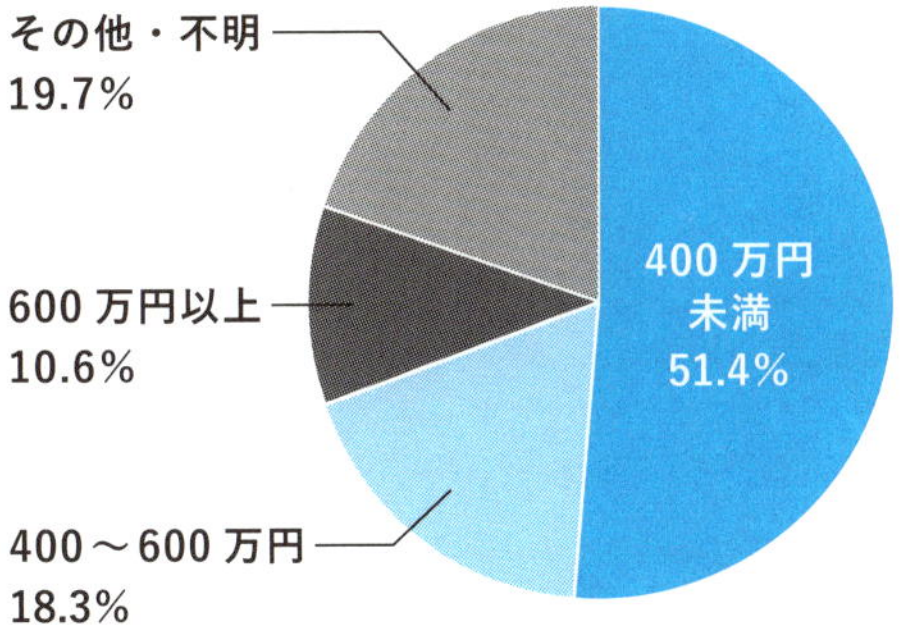


古賀良彦『睡眠ドクターが教える熟睡する技術』より

# 4章

# 45歳からの睡眠改革③ 睡眠を通して健康寿命を変える

## あらゆる不調や生活習慣病予防・改善のコツは、「眠りを変える」ことだった!!

**40代は、体のターニングポイント**です。急に疲れやすくなったり、様々な症状が表れたりと、それまでになかった変化を感じる方が多くいます。

もともと私たちの体が持っている免疫力やエネルギー（生命力）は、43ページでご紹介したように、加齢とともに弱まっていきます。そしてその分だけ、それまでの生活習慣やストレスが蓄積したことの影響が、表面に出てきやすくなるのです。40代はいわば、体本来の能力と、生活習慣によってつくられてきた性質のバランスが逆転する時期、ともいえるでしょう。

ですから、日頃どんなに気をつけている人でも、何らかの不調が出やすいのがこの年代。これまでに睡眠不足などを積み重ねてきた人はなおさらです。

## 40代は、体のターニングポイント

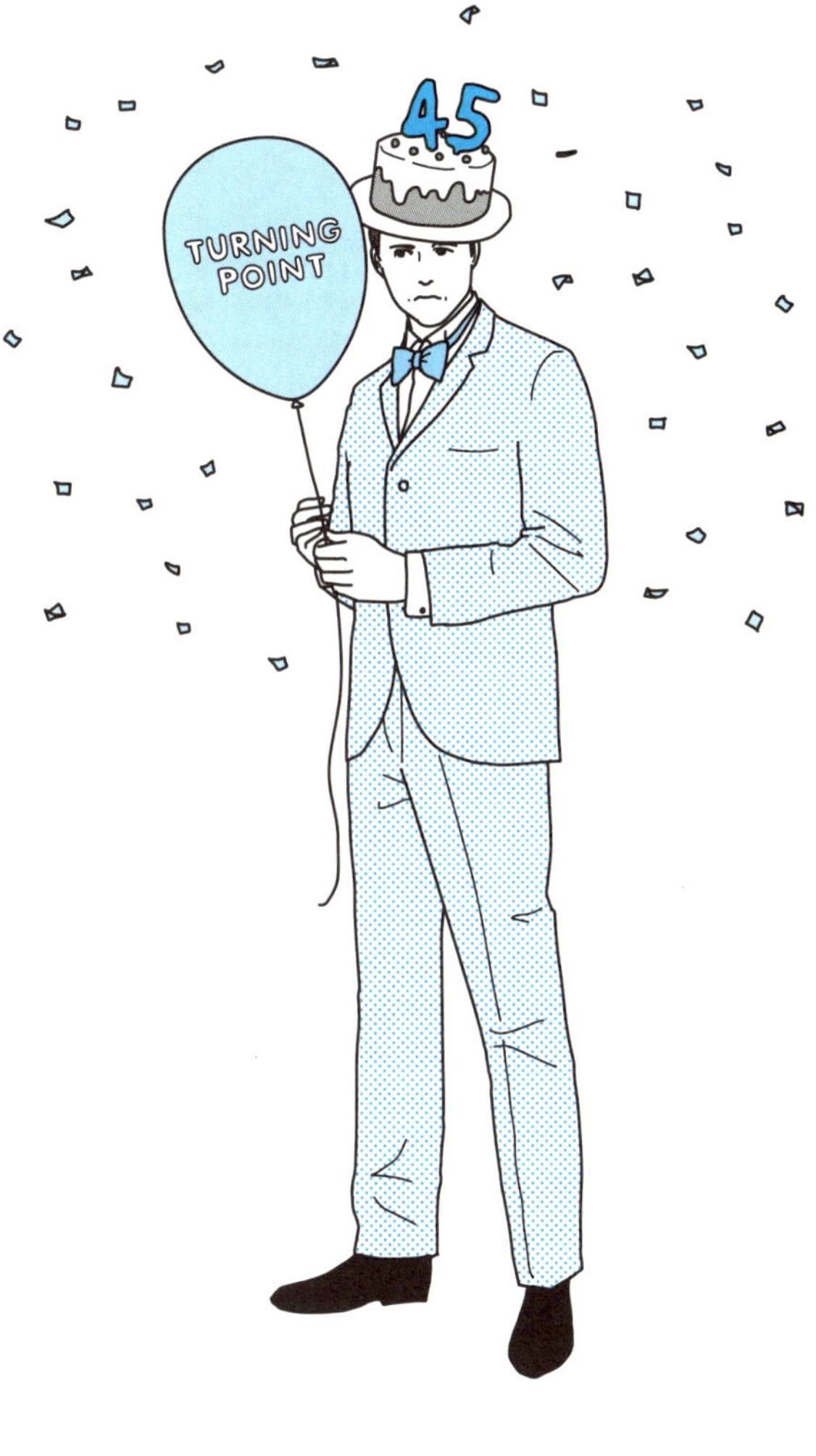

40代からの不調の代表例が、**糖尿病、高血圧、ガン、婦人科系疾患**です。実は、これらの症状の予防・改善のカギは睡眠が握っています。

しかし、睡眠と不調の因果関係はまだよく知られていないため、健康診断で糖尿病や高血圧などの疑いを指摘されると、それぞれの診療科を訪れます。糖尿病なら内科や眼科、婦人科系疾患であれば婦人科や産婦人科、といった具合です。

それでは、これらの症状の根本にある「睡眠の問題」は解決しません。

**ただ「眠りが浅いだけ」「時間が短いだけ」と思っている睡眠が、実は根元でたくさんの不調につながっている。**それらの症状を根本から治療するためには、睡眠の改善は欠かせない、といっても過言ではないのです。

実際に、睡眠を改善するだけで、糖尿病やガンのリスクが大幅に下がったり、血圧が下がったり、婦人科系の病気が治癒したりというのは、珍しい事例ではありません。厳しい食事制限や投薬治療をしなくても不調が改善するのであれば、そのほうがいいに決まっていますよね。

ただし、今すでに治療や投薬を受けている方が自己判断だけでストップすることは絶対にやめてください。医師の指導のもとに睡眠を改善し、結果として食事制限や投薬治療がなくなる、という流れを目指しましょう。

もし、糖尿病、高血圧、ガン、婦人科系疾患を持っているなら、あるいは健康診断で、その疑いが見られたなら、ほとんど100%の確率で、あなたの睡眠には改善の余地があります。

**すでに症状がある方はもちろん、予防という観点でも、睡眠がきちんととれているかどうか、ぜひ見直してみてください。**

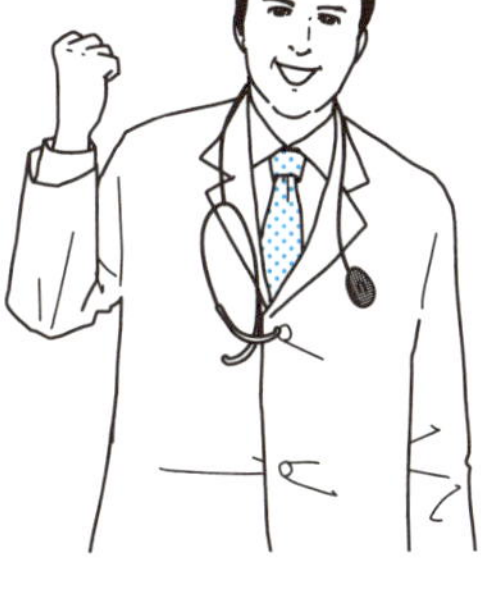

# 睡眠が体を変える①肥満・糖尿病

突然ですが、ちょっとクイズです。

日本における「肥満」の人は、ここ10年間で、「増えている」と思いますか？　それとも「減っている」でしょうか？　男女別に考えてみてください。

正解は、次ページのＢＭＩ（体格指数。体重（kg）÷身長（m）÷身長（m）で算出）の変化のグラフを見てください。

まず女性ですが、女性に関しては、20代を皮切りに、どの世代でも肥満者は減り続けていることがわかります。今や、高齢の方までスリムになってきていることが、グラフからおわかりいただけるでしょう。

## 日本人のBMIの変化

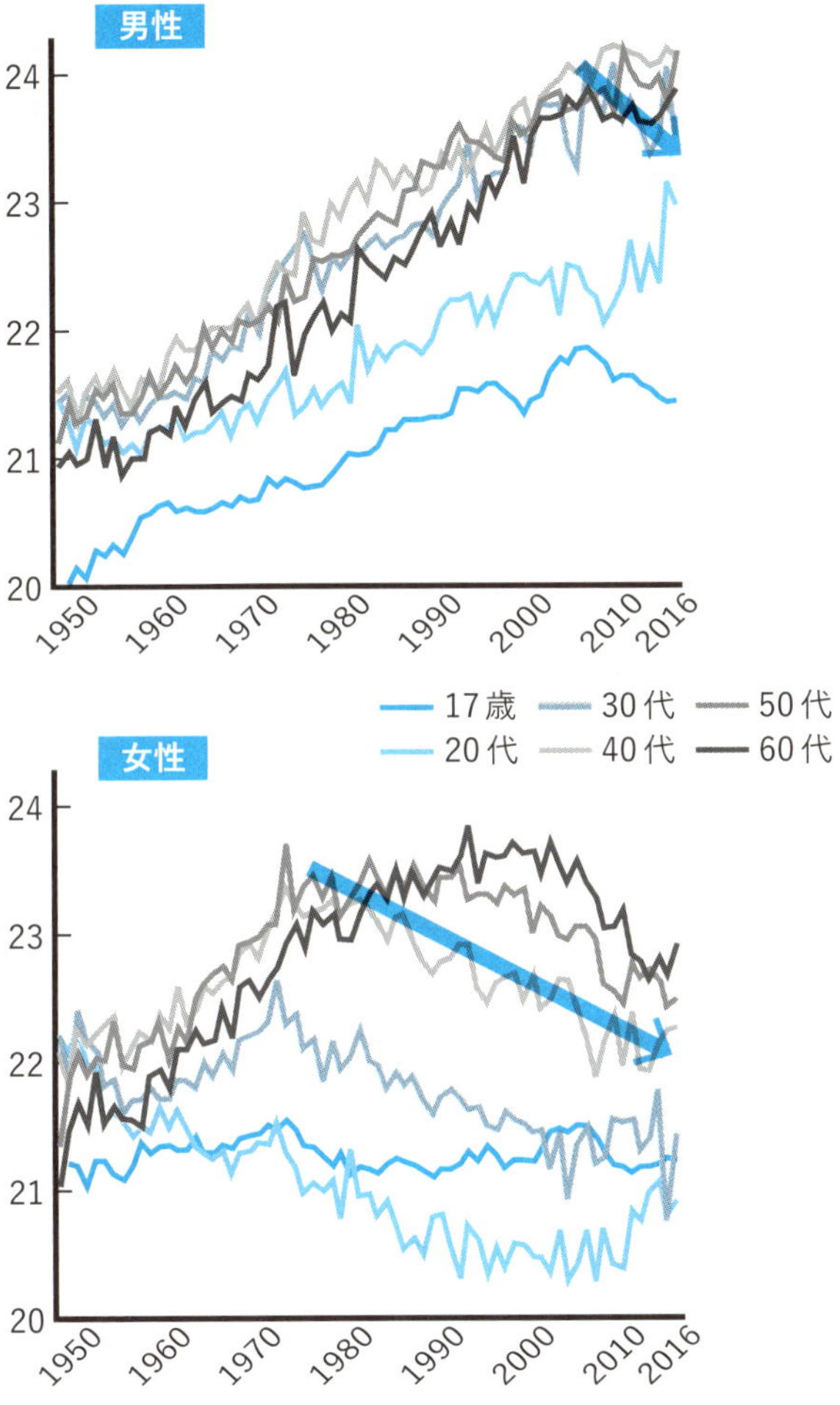


厚生労働省　国民健康・栄養調査報告（1974年身長体重調査なし）、
文部科学省　学校保健統計調査（17歳）より

では、男性はどうでしょうか？

男性は１９５０年以降、ＢＭＩはずっと増え続けてきました。しかし、２０１０年あたりから減少傾向に転じています。つまりここ最近では、男性も痩せてきており、日本人は全体的に「痩せ傾向」にあるのです。

実際、平成28年の厚生労働省のデータによると、エネルギー摂取においても、炭水化物の摂取においても、なだらかに減っていることがわかります。

特に炭水化物の摂取は糖尿病に大きな影響を及ぼしますから、この値が減っていることは重要です。

では、肥満と関連の深い「糖尿病」はどうでしょうか。現在、日本ではその有病数は１０００万人ともいわれます。これは、全国民の10人に１人に近い割合です。

さらに、平成28年「国民健康・栄養調査報告」によれば、「糖尿病の可能性が否定できない者」の人数も同じく１０００万人。

つまり、日本人の10人に２人が、糖尿病の危機にさらされているわけです。

## 日本人の摂取エネルギーの変化

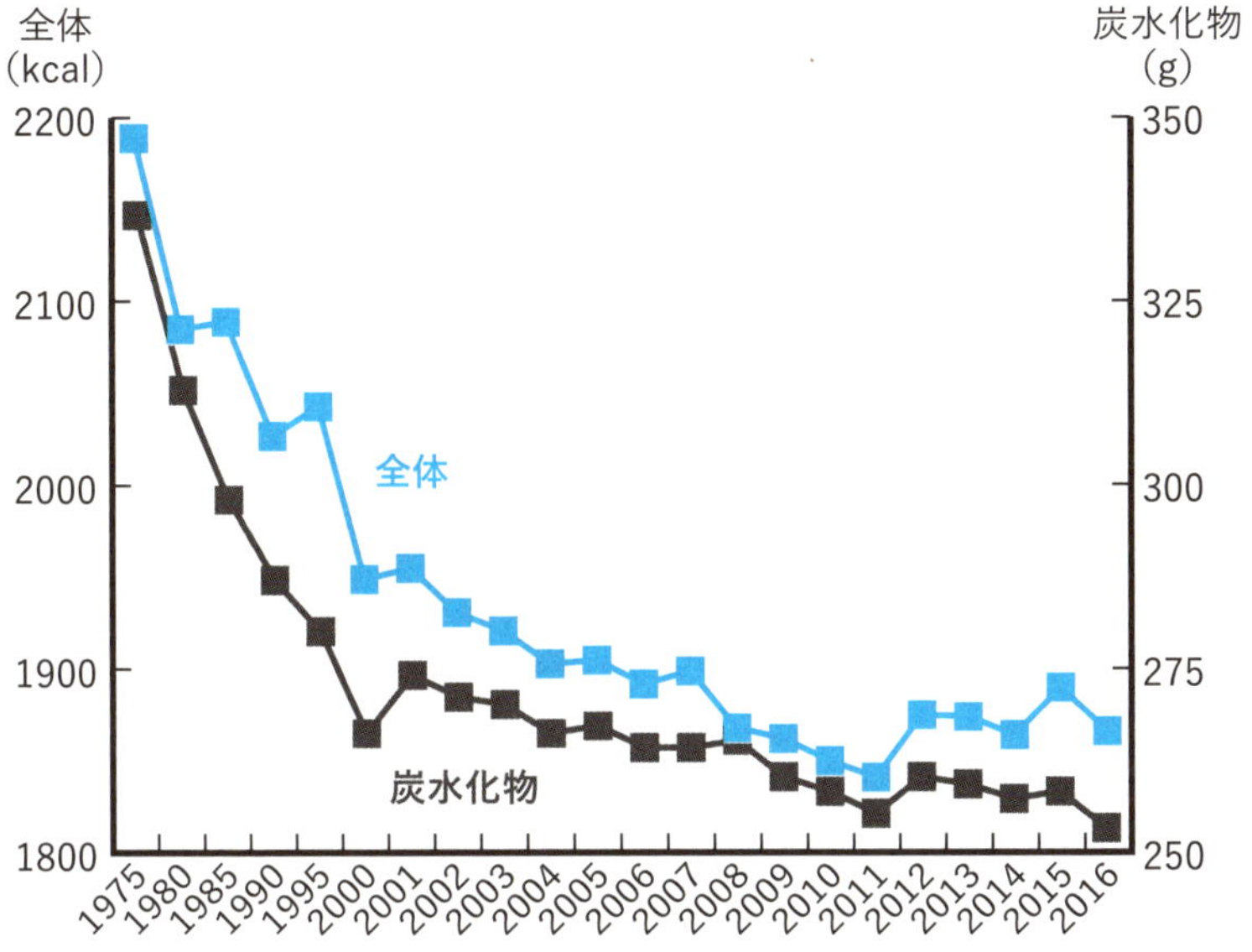


**日本人のとっているエネルギー（カロリー）は**
**減っている**

厚生労働省　平成28年国民健康・栄養調査報告より

そして、この糖尿病患者と、糖尿病ではなくても強く疑われる人の数は、たまに減る年もありますが、おおむね増え続けています。

**肥満者そのものは減っている。**
**しかも、カロリーも、**
**炭水化物も摂取しすぎていない。**
**なのに、糖尿病患者だけが増えている。**

これはいったい、どういうことなのでしょうか。

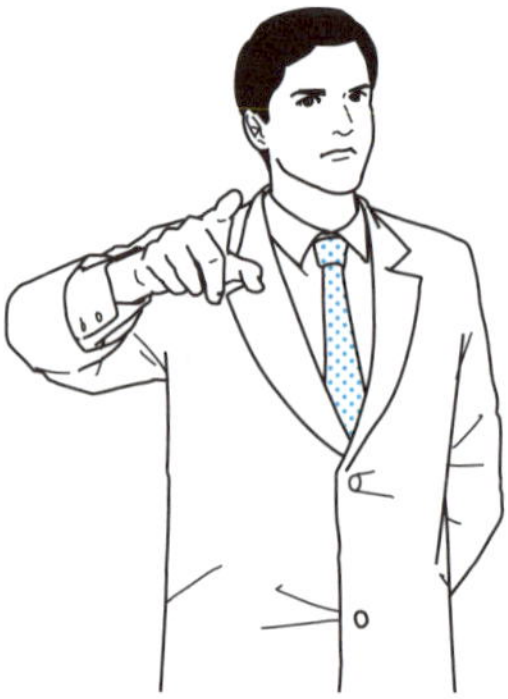

## 睡眠不足が糖尿病を引き寄せる!?

糖尿病の増加を説明できそうなデータがひとつあります。それは睡眠です。

## 増え続ける糖尿病患者

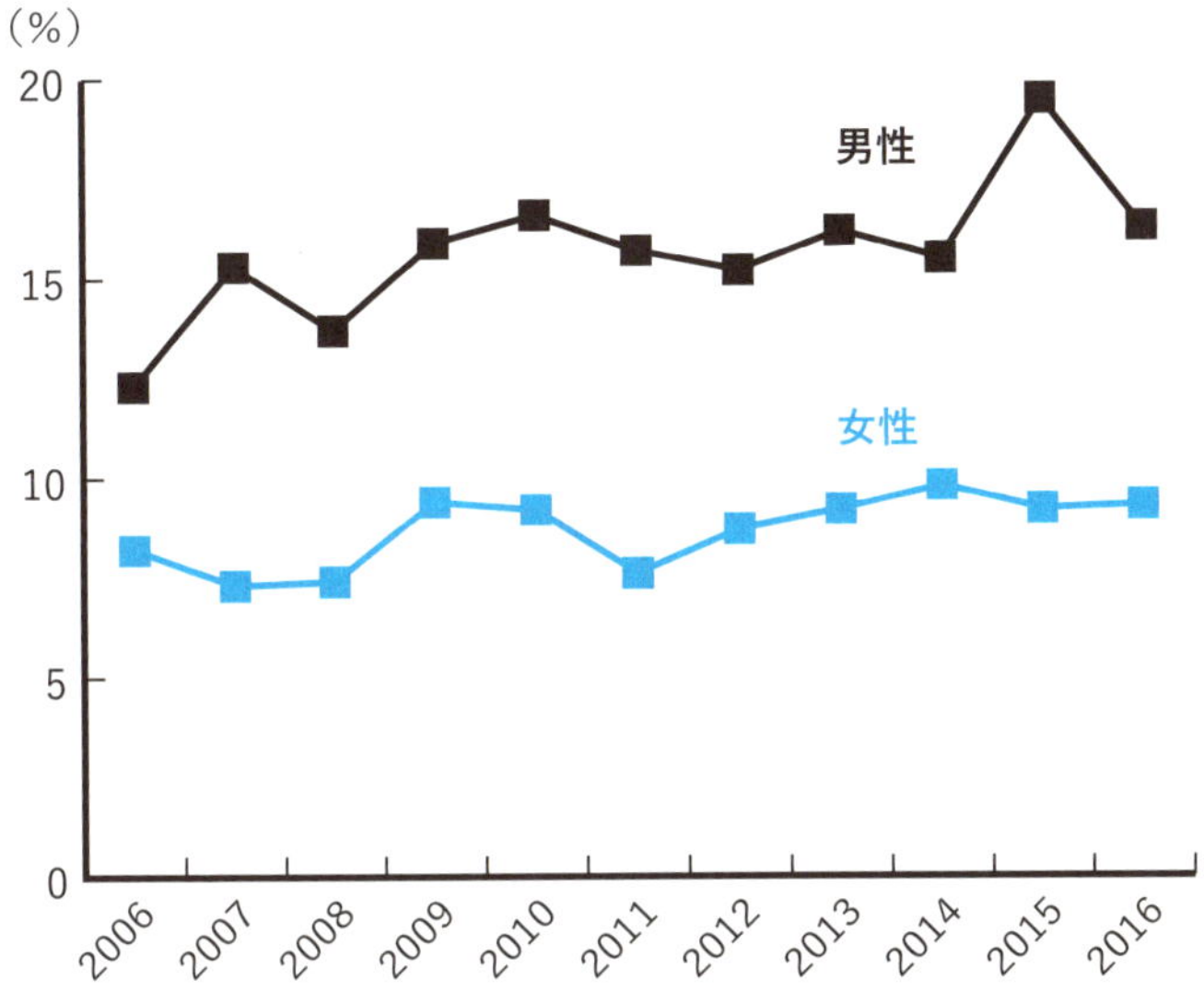


肥満者、とっているエネルギーの量は減っているのに

**糖尿病は増えている!!**

厚生労働省　平成28年国民健康・栄養調査報告より

日本人の睡眠時間は、年々減り続けています。
１９７６年には8時間を超えていた有業者の睡眠時間は、２０１1年には7時間半を切るようになりました。7時間半というと、「みんな、結構寝ているな」と思われる方も多いかもしれません。しかし、これはあくまで平均値。高齢の方も病気の方も含まれていての数値ですから、仕事の忙しい30〜50代の皆さんの平均は、もっと低いことも考えられます。

さらに、平均がこのように明らかに減っているということは、男女差や立場の差などによって、睡眠時間にも差が出るとはいえ、皆一様に、睡眠時間が短くなっているといえるでしょう。そうでなければ、1日の睡眠時間が30分も短くなるはずはありません。

また、中でも特に私が問題視しているのは、**東京などの都心で働いていて、周辺の県に住んでいる人たち**です。実際、統計によると、日本で一番睡眠時間が短い県は神奈川県、次いで埼玉県。残業した後に1時間以上電車に揺られて帰宅し、座って通勤したいために早起きをして始発電車に乗り、睡眠は電車でとる……、といった姿が見

## 日本人の平均睡眠時間

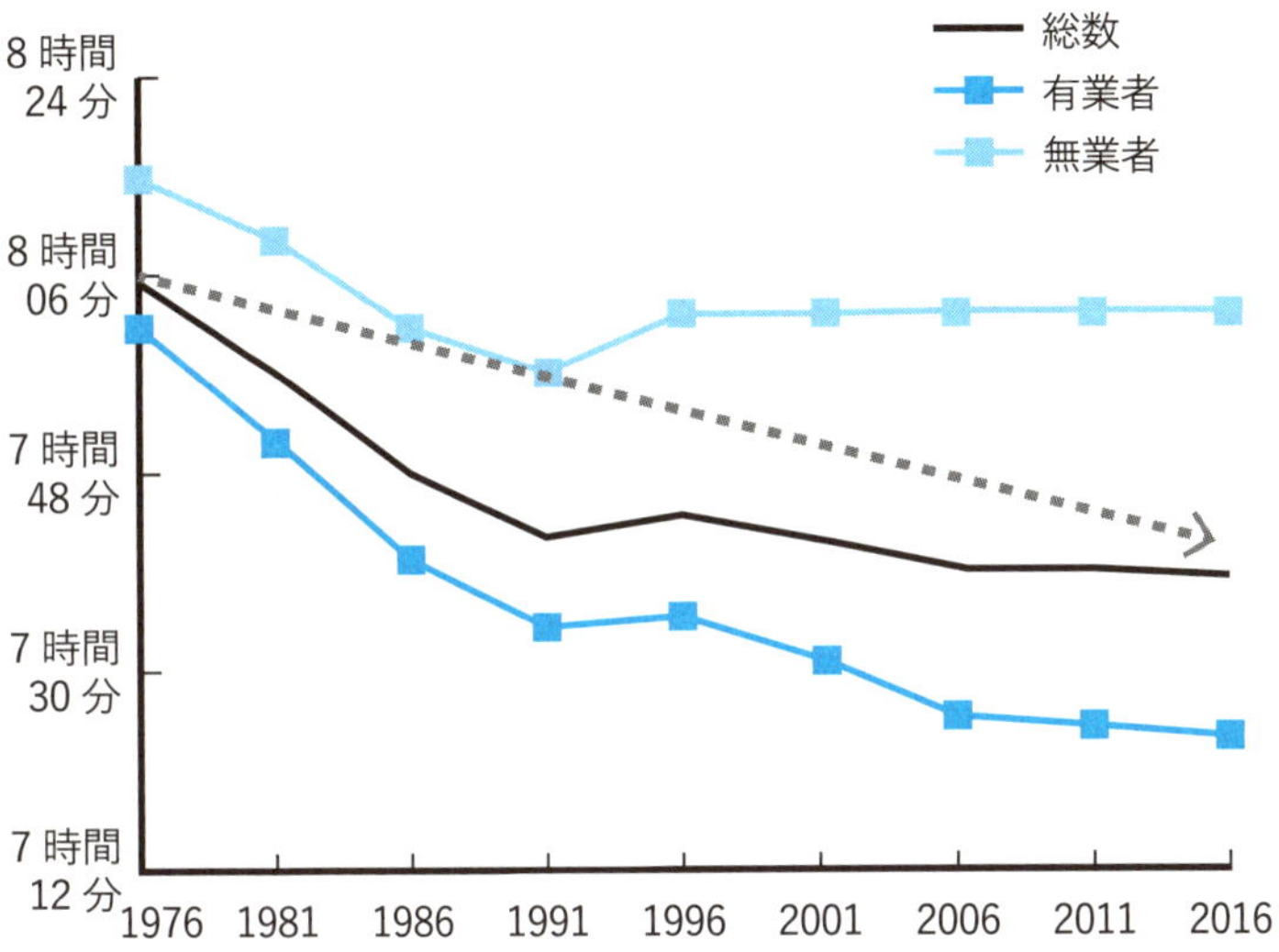


総務省　平成28年社会生活基本調査結果より

えてきます。

通勤は、日本の働く世代の睡眠を奪う大きな要因となっているのです。

## 睡眠不足だと太る理由

睡眠時間と肥満の関連についての研究をご紹介しましょう。次のページのグラフは、7時間以下の人と、7～8時間の人の、体重、体脂肪、腹囲の変化を記録したものです。

すると、**7～8時間の睡眠をとっている人に比べ、7時間以下の睡眠の人は、明らかに、体重も体脂肪も腹囲も、大幅に増加する**という結果が見られたのです。

なぜ、睡眠不足になると私たちは肥満傾向になるのでしょうか。そのメカニズムを見ておきましょう。


2章でお話ししたように、私たちは眠くても寝ないで済ませてしまうような体のメ

## 睡眠時間と体重

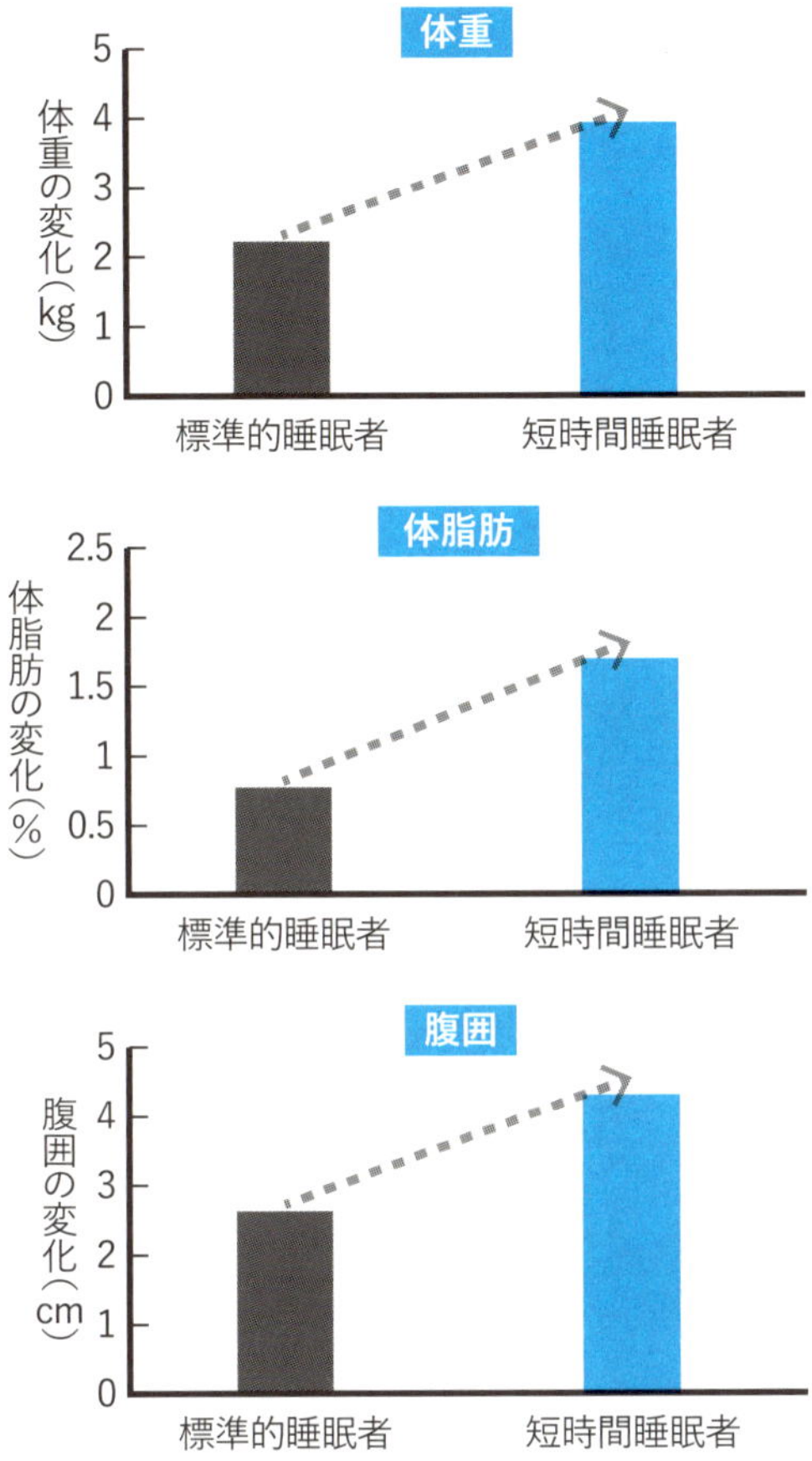


標準的睡眠者：7〜8 時間　　短時間睡眠者：〜7 時間

Chaput JP. et al.: Sleep 31: 517-23, 2008 より

カニズムを持っています。その中でも肥満の原因にもなるのが、オレキシンです。覚醒作用を持つこの強力な脳内物質は、過食を引き起こすことが知られています。体を活動モードに維持するためのオレキシンは、たくさん食べさせて、体にパワーをチャージさせようとするのです。

オレキシン以外にも、睡眠不足の体はできうる限りの方法で、私たちを覚醒させようとしています。

次ページに掲載のグラフは2日間で4時間しか眠らなかった12人の被験者の血中の「レプチン」や「グレリン」の濃度、「食欲」などを表しています。レプチンはホルモンのひとつで、食欲を抑制する作用があります。グレリンは反対に、食欲を増進するホルモンです。眠らないで済むように、どんどん食べて、体を燃焼させることで、活動モードを維持しようとしているわけです。

**睡眠不足によって、食欲を抑制するホルモンの分泌が減り、増進するホルモンの分泌が増える**のですから、結果は自ずと見えてきます。空腹を感じ、食欲が増し、炭水化物（糖質）を食べたくなってしまうのです。

## 睡眠不足になると空腹感と食欲が増す

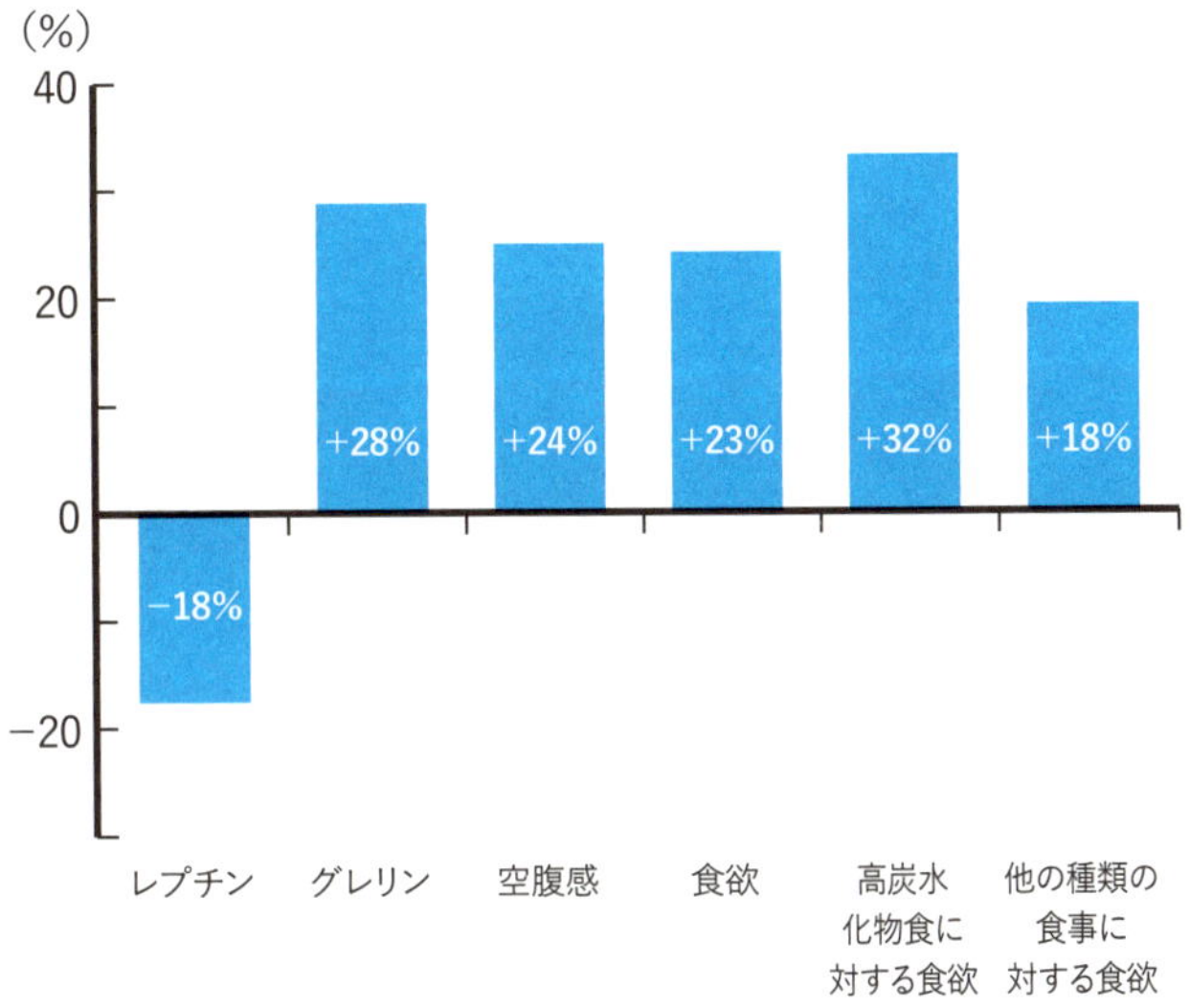


試験方法： 2日間の睡眠抑制（4時間睡眠）を受けた
12名の健康成人男性における10時間睡眠からの変化。

Spiegel K et al.: Ann Intern Med 141: 846-50, 2004 より

皆さんも徹夜明けの次の日など「今日はなぜかお腹が空く」ということがあるかと思います。それは睡眠不足によって、オレキシンとグレリンが食欲を増進させているからなのですね。一方、食欲を抑制するレプチンの力は弱まるため、私たちは食べ物の誘惑に勝てなくなってしまうのです。

また、寝不足のときに分泌されるストレスホルモンのアドレナリンには、血糖値を上げる作用があります。睡眠不足の体を活動モードにするためのメカニズムですが、これが恒常的に続くようになると、血糖値が高いままに維持されるようになってしまいます。

私のクリニックに通院中の糖尿病患者の3分の1が、同時に睡眠時無呼吸の悩みも持っていることからも、睡眠不足の方ほど糖尿病になりやすいというのは間違いないでしょう。

そして、これまで糖尿病を患っていながら、食事療法がうまくいかなかった方々も、睡眠を改善することによって**ちゃんと寝るようになると、過食から解放され、血糖値も下がります。**そのため**体重は減り、血圧も下がっていく**のです。

## 睡眠を通して、肥満・糖尿病を改善する

これらの理由から、糖尿病患者の方や予備群の方への対応として、まずは睡眠を改善すべきと私は考えています。

ここで、不眠の相談に訪れたSさん（会社員、60歳、男性）の例をご紹介しましょう。私のクリニックに訪れたときには、すでに糖尿病を発症していました。Sさんの体型は、身長176センチメートル、体重は95キロ。BMIは30を超えた「肥満度2」でした。BMIの適正値である「22未満」に入るためには、25キロ以上は体重を落とさなくてはなりません。

また、糖尿病と診断するための指標のひとつHbA1c《ヘモグロビンエーワンシー》の値も、基準を大きく上

回っていました。健康な人のＨｂＡ１ｃは、６・２以下とされ、これが６・５を超えた時点で糖尿病と診断される確率が高くなります。Ｓさんはこの値がなんと８・６。これは糖尿病が引き起こす視力の低下や失明、足の壊疽《えそ》、腎不全などになるリスクが非常に高い値です。

Ｓさんは糖尿病の治療はもちろん受けていましたが、なかなか継続が難しく、成果が出なかったといいます。Ｓさんが私のもとを訪れたのは、そんな状況でした。

さっそくＳさんの睡眠を検査してみましたが、Ｓさんは典型的な「睡眠時無呼吸症候群」でした。具体的には、1時間に70回ほど息が止まっていました。

睡眠中に呼吸が止まると、すぐさま全身が酸素不足になり、睡眠が浅く、質の悪いものになってしまいます。それが1時間に70回ということは、Ｓさんはまさに、**「睡眠時間をとっているのに、質が悪くて睡眠不足」**という状態になってしまっていました。

そこですぐに、「睡眠時無呼吸症候群」の治療を開始。眠れるようになると、どんどん体重が減っていきました。

半年後には体重は10キロ減り、BMIも27ほどに。そしてHbA1cも6・8まで落ちたのです。ご本人は、

「食事療法も運動療法もなしで、体重が10キロ減った！」

ととても喜んでいました。そして1年後にはHbA1cは6・4と、6・5を下回るまでに回復しました。

これまで、糖尿病の治療や予防には、定期的な運動や、厳しい食事制限が当たり前と思われていました。しかし、それよりももっと簡単な方法があるのだとしたら……。試さない手はありませんね。

## いい睡眠が糖尿病を予防する

**理想的な睡眠時間を確保できている人は、糖尿病のリスクも低くなる。**これは、アメリカで行なわれた調査でも明らかです。

## 睡眠時間と2型糖尿病のリスク（男性）

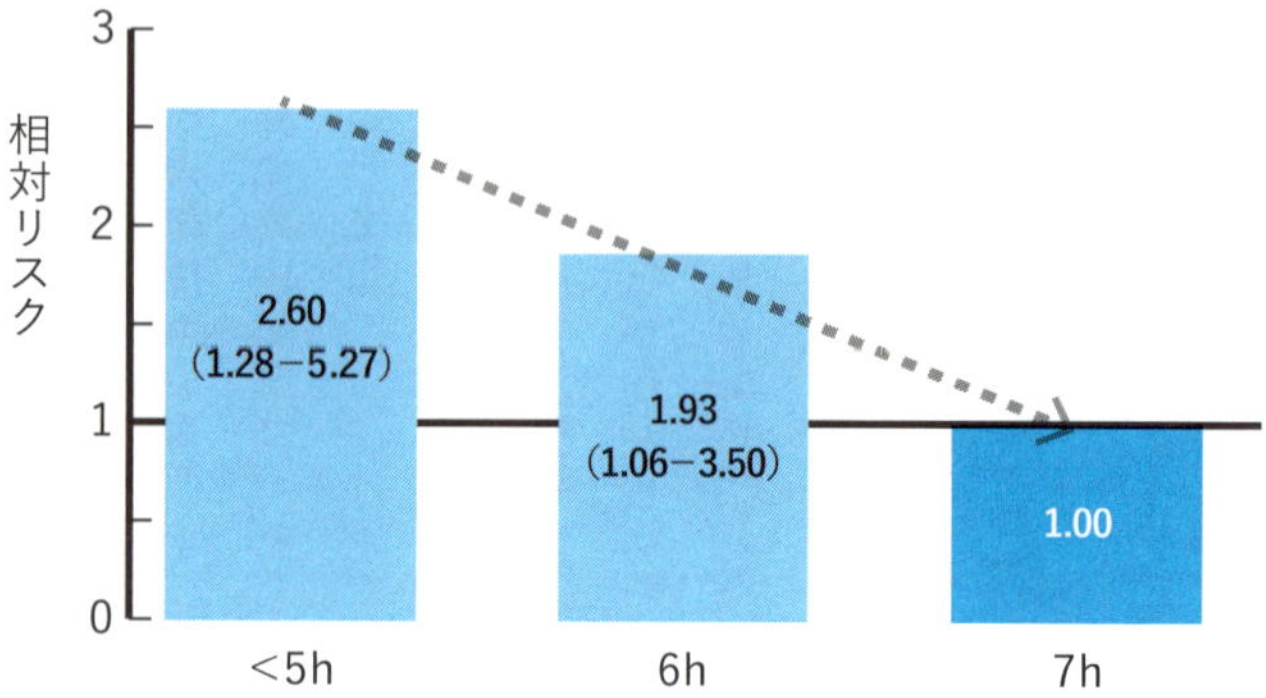


Yaggi HK et al.: Diabetes Care 29: 657-61, 2006より

上のグラフは、米国人男性1139人を16年間にわたり追跡調査した結果です。

その中で、糖尿病になるリスクが一番低かったのが7時間睡眠のグループ。そこを基準として、睡眠時間によってどれくらい糖尿病のリスクが上がるかを比べたのが、このグラフです。

米国人女性1969人を、10年間にわたって調査したグラフも見てみましょう。

女性も7時間睡眠のグループが、糖尿病の発症率が一番低いことに変わりはありませんが、他のグループとの差は男性ほど大きくはありません。

実は、女性は不眠や過眠の影響を男性

## 睡眠時間と２型糖尿病のリスク（女性）

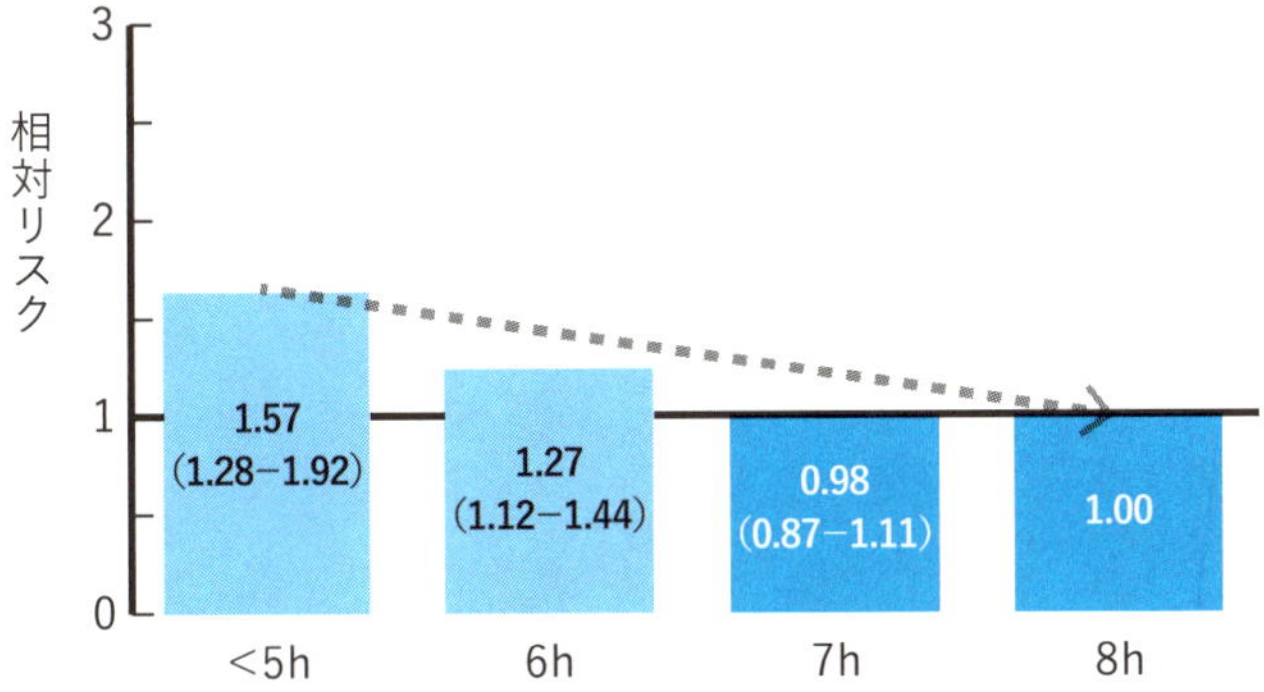


Ayas NT et al.: Diabetes Care 26: 380-84, 2003 より

ほどには受けていないことがわかっています。

寝不足は、特に男性において糖尿病のリスクをアップさせます。

まずは理想的な睡眠時間を確保することが糖尿病予防になる、というのは間違いありません。

# 睡眠が体を変える②高血圧

これまでにご紹介したように私は、睡眠時間が短い人ほど血圧が高い、と考えています。端的にいえば、**食塩を減らすより、睡眠を増やす（量・質ともに）ほうが、血圧が下がるのではないか、**ということです。

その詳細について説明する前に、まずは高血圧とは何かを、簡単に見ていきましょう。

平成28年「国民健康・栄養調査報告」によれば、最高血圧が140mmHg以上となる高血圧の人の割合は、男性で34・6％、女性で24・8％にものぼります。**男性の3分の1以上、女性の4分の1ほどの人が、高血圧の状態にあります。**

ところで、高血圧の何がいけないのでしょうか。

高血圧の状態が続くということは、血管に血液の圧力が強くかかり続けるということを意味します。この状態が長く続くと、血管がもろくなり、傷が生じたり、硬くなってしまったりすることが考えられます。血管にしなやかさがなくなりスムーズに血液が送り出せなくなると、血管だけでなく心臓にも負担がかかるようになります。

高血圧には、痛みなどの自覚症状はありません。それで、血管や心臓にかかり続けている負担に気がつかないまま、長期間ほうっておかれてしまう。それが動脈硬化や心臓肥大につながり、さらに致死率の高い症状が引き起こされてしまいます。

高血圧によって生じる症状には、次のようなものがあります。

- **動脈硬化**
- **不整脈**
- **脳梗塞**
- **脳出血**
- **心不全**

■狭心症
■心筋梗塞
■慢性腎臓病

ある日突然、命に関わる重大な症状を引き起こしかねない。これが高血圧の怖いところなのです。

## 食塩の摂取量が減っているのに、高血圧が増えている

さて、高血圧の原因としてよく挙げられるのが、食事。特に塩分の取りすぎは問題とされています。

しかし、厚生労働省の調査における「食塩摂取量の状況」を見ると、**日本人の塩分摂取量は右肩下がり**となっています。啓蒙活動や減塩食品の充実などの成果か、日本人は過度な塩分摂取に十分注意をしているようです。

## 食塩摂取量の状況

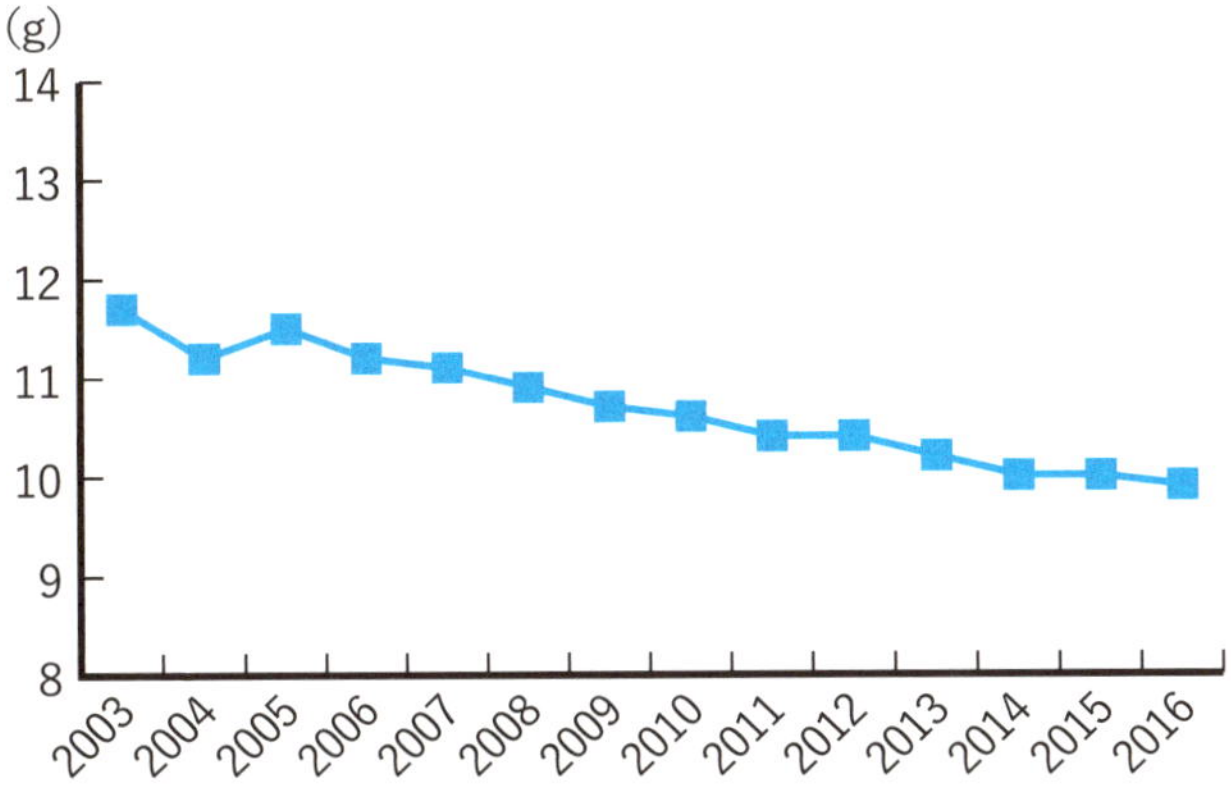


厚生労働省　平成28年国民健康・栄養調査報告より

塩分控えめの食事をしても、これだけの割合で高血圧の人がいる……考えてみると、不思議なことだと思いませんか？

## 降圧剤を飲む前にできること

前述のように私は、高血圧の原因も、やはり睡眠不足があると考えています。

最低血圧は、睡眠時間と関連があることはすでにお話ししました（76ページ）。

実際に、**最低血圧が高い高血圧と診断されている人であれば、睡眠時間を確保するだけで改善する**ことはよくあります。

不眠の相談で私のクリニックを訪れたNさん（会社員、48歳、男性）は、最高血圧が145mmHg前後、最低血圧は90mmHg前後という高血圧の症状がありました。睡眠改善のためにCPAP（睡眠時無呼吸症候群の治療用機器）を導入しました。

平均的に7時間以上の睡眠を確保できるようになったところで、血圧は最高血圧130mmHg前後に落ち着いてきました。最低血圧も60mmHg前後となり、それぞれ値にして20mmHgほど下げることができました（次ページグラフ）。

**血圧の薬を飲むこともなく、ただ睡眠を変えただけで高血圧を改善できた**のです。ちなみにこの間、Nさんの体重は5キロほど自然と減りました。

このような方はとても多く、睡眠を改善すると、ほぼ6割以上の方の血圧が下がります。**睡眠に大きく影響される最低血圧だけでなく、最高血圧もほぼ比例して下がっていきます。**

一方で、病院で高血圧と診断されると処方される「降圧剤」ですが、一度飲み始めてしまうと、なかなかやめることができません。高血圧のために定期的に通院し、薬の処方を受けるよりは、まず日々の睡眠を改善したほうがいいと思いませんか。

## Nさんの経過

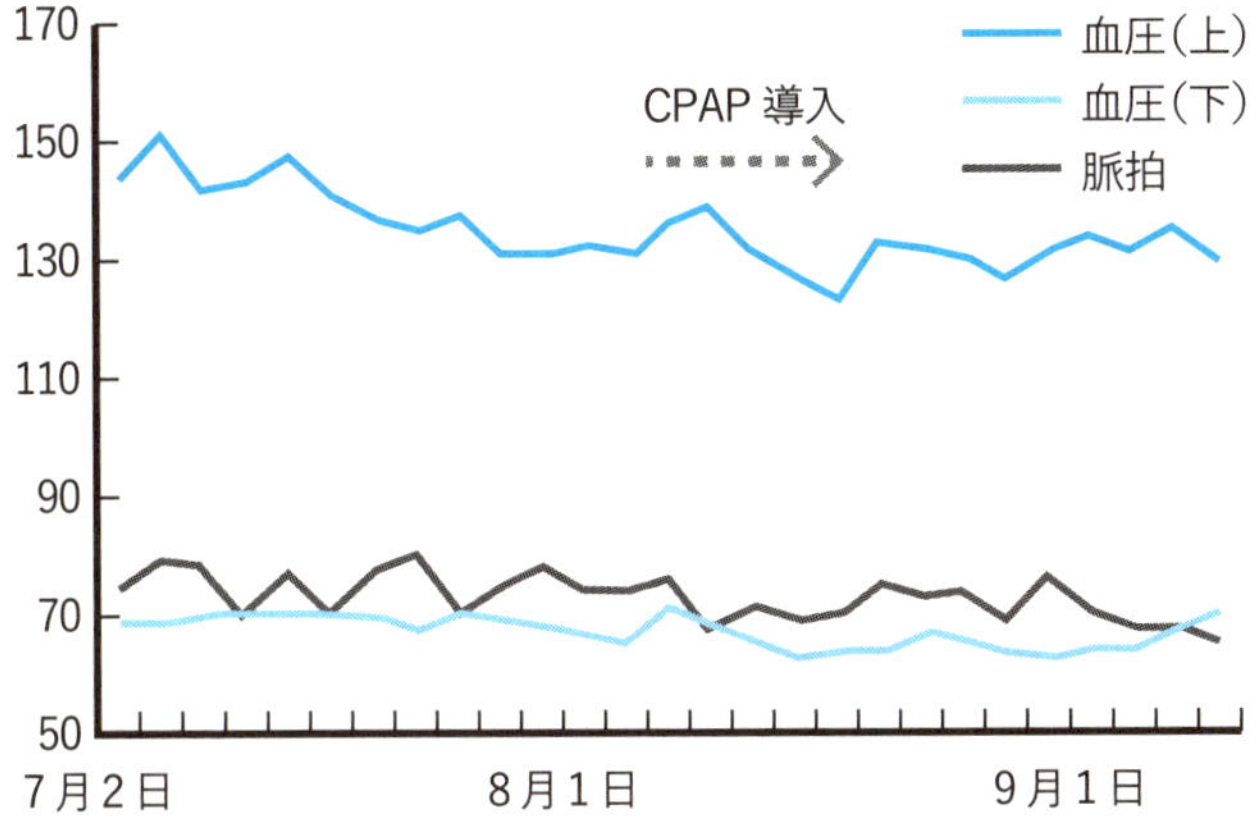


働き盛りの40代の皆さんは特に、高血圧の原因が睡眠にある、ということは大いにあり得ます。

治療薬を飲む前に、ご自身の睡眠が十分かどうかを振り返ってみてください。

そして、

「自分の高血圧は、もしかしたら睡眠不足が原因かも」

と思ったら、睡眠と高血圧を関連づけて捉え治療をする病院に相談する、という選択肢を視野に入れましょう。

自分の体の状態を目の前の医師に丸投げするのではなく、自身で耳を傾けていくことが大切なのです。

## 睡眠が体を変える③ガン

1980年に死亡原因の1位になった悪性新生物（ガン）。その後も一貫して死因のトップとして君臨し続けています。

私たちの体をつくる細胞は、日々、分裂を繰り返しながら私たちの体を維持しています。しかし、その分裂は、必ずしもうまくいくわけではありません。それほど珍しくない割合で分裂ミスをし、「ガン細胞」となってしまいます。

しかし、免疫機能がしっかりと働いていれば、免疫細胞の「Tリンパ球」や「NK細胞」が、このガン細胞をやっつけてくれ、大きな問題にはなりません。特に若いうちは、細胞分裂の失敗がそもそも少ないことに加えて、免疫機能が高い状態にあるた

## 主な死因別死亡数の割合（平成28年）と、死因別に見た死亡率（人口10万対）の年次推移

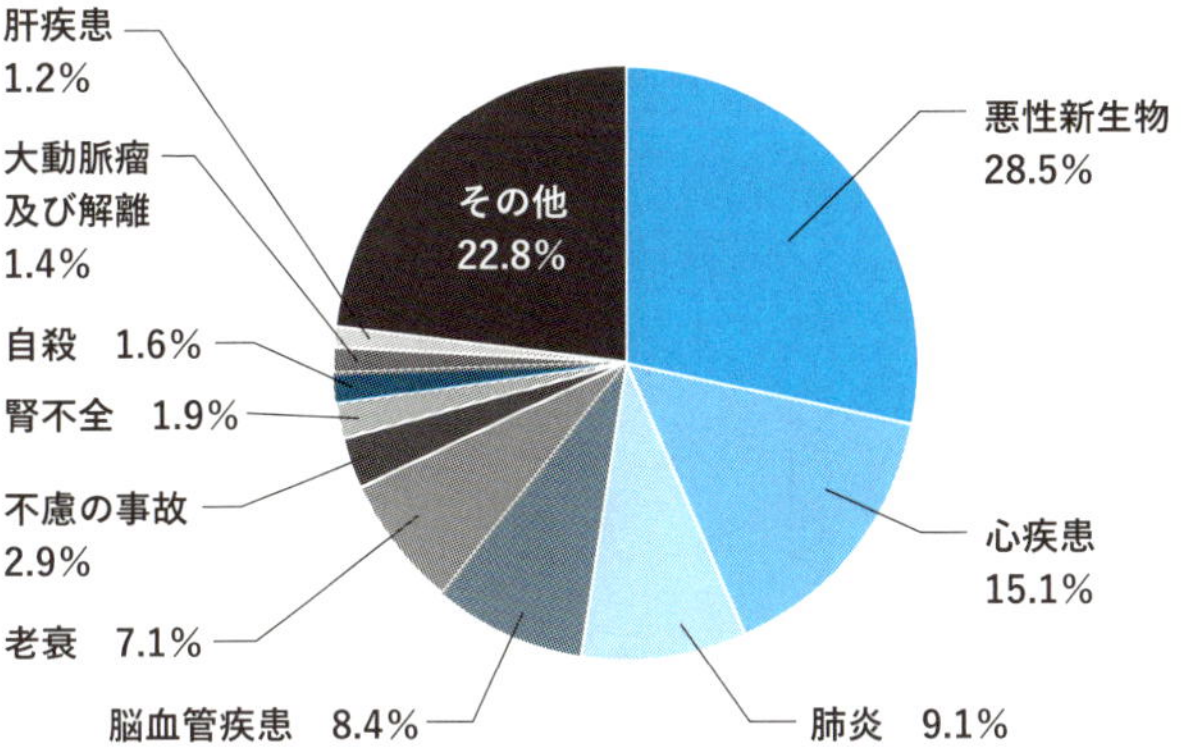


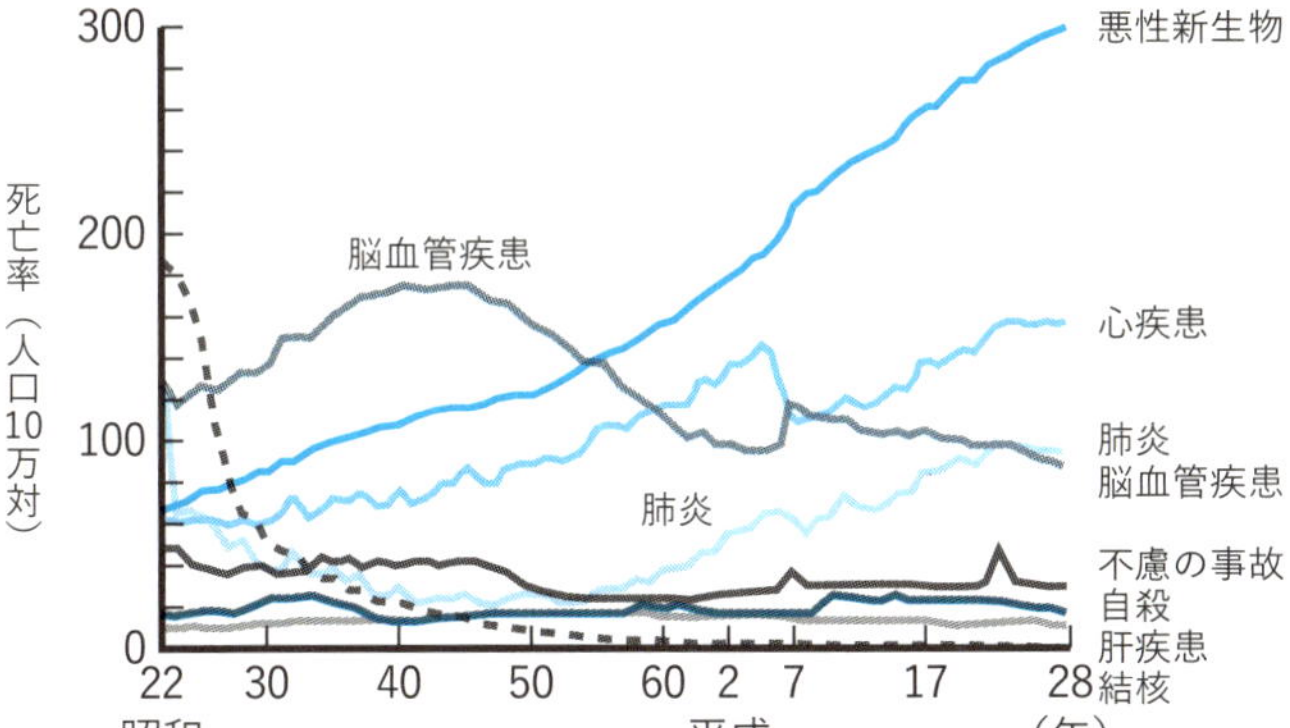


注１：平成６・７年の心疾患の低下は、死亡診断書（死体検案書）（平成７年１月施行）において「死亡の原因欄には、疾患の終末期としての心不全、呼吸不全等は書かないでください」という注意書きの施行前からの周知の影響によるものと考えられる。

注２：平成７年の脳血管疾患の上昇の主な原因は、ICD-10（平成７年１月適用）による死因選択ルールの明確化によるものと考えられる。

厚生労働省　平成28年人口動態統計月報年計（概数）の概況より

め、ガンにかかる人は少ないのです。

しかし、加齢などの影響によって、ガンを巡る状況は変わってきます。まず、加齢に従って、細胞分裂の失敗が多くなります。そのため、「ガン」の可能性は自然に高まることになります。

さらに、年をとると多くの方は免疫機能が低下し、免疫細胞の働きが鈍るため、以前より多く発生しているガン細胞を、撃退しきれず見落としてしまうことが増えます。これらのことが重なって、「ガン」という病を発症してしまうわけです。

つまり、近年のガンの増加の主な要因は、間違いなく「寿命が延びたから」といえます。ガンで亡くなる人が多いのは、高齢化の証なのです。実際、年齢別で見ると、40歳未満のガンでの死亡率はほぼ0です。それが50歳にさしかかる頃から、急激に伸びていくのです。

40代というのはまさにガンの境界期。**ガンのリスクへの備えの重要な期間**といえそうです。40代をどう過ごすかによって、将来のガンのリスクは変化していきます。

## ガンを防ぐ2つの方法

前述のように、ガンの主な原因は、「細胞分裂の失敗」と「免疫機能の低下」でした。そのため、ガンを防ぐアプローチも、この2点が中心です。つまり、「細胞の老化を防いで細胞分裂の失敗を減らすこと」「免疫機能を高めることで、発生してしまったガン細胞を早期に撃退すること」が、ガンの効果的な予防となります。

そしてこの2つの観点に対して、睡眠は非常に重要な役割を担っているのです。

## 睡眠でテロメアを守る

1章で、成長ホルモンと睡眠の関連についてお話ししました。詳しい説明はここでは割愛しますが、細胞分裂が活発に行なわれるのは、睡眠時。そのため、良質な睡眠をしっかりとることが正常な細胞分裂につながる、というのは想像に難くありません。
さらに、ひとつひとつの細胞について見ていくと、**ガンを防ぐという観点で、睡眠は非常に大切だ**ということがわかります。

そのカギを握っているのが**「テロメア」**です。最近話題となっているため、耳にしたことがある方もいるかもしれません。

テロメアは、私たちの染色体の端《はし》についている物質で、細胞分裂のたびに短くなることが知られています（採血をして、白血球を調べることによって、自身のテロメアの長さを知ることができます）。一方、短くなったテロメアは、酵素「テロメラーゼ」によって伸びることがわかっています。

心身ともに健康な生活を送っている方であれば、細胞分裂とテロメラーゼの分泌を繰り返すことによって、ひとつの細胞がおよそ60回、分裂を繰り返します。そうして最大まで分裂を繰り返し、テロメアが短くなってしまった細胞は「老化の証」としてそこに留まり続けるか、アポトーシスという自然死を迎えることになります。

細胞が分裂を繰り返しながら、全体としては細胞分裂しきった細胞が少しずつ増えていく――このような仕組みで、私たちの体は徐々に老化していくのです。

しかし、テロメアの長さを調査してみると、**同じ年齢の人でも、テロメアが長い人と短い人がいる**ことがわかっています。**同じ40代でも、20代と同じテロメアの長さを持つ人もいれば、60歳相当の人もいる**のです。

実際、「若く見える」という人ほど、テロメアが長い傾向にあります。そして、「年齢以上に老けて見える」という人は、総じてテロメアが短くなってしまっています。

では、なぜ同じ年齢でも、テロメアの長さ（＝細胞年齢）に差ができてしまうのでしょうか。そして、テロメアを長く保ち、細胞を若く保つには、どうしたらいいのでしょうか。

若さと健康に関わるテロメアとテロメラーゼですが、睡眠と深い関係があることがわかっています。

ノーベル医学・生理学賞を受賞したエリザベス・ブラックバーンの著書『テロメア・エフェクト』によると、**睡眠時間が長い人ほどテロメアが長い**傾向が示されてい

## 睡眠の長さとテロメアの長さ

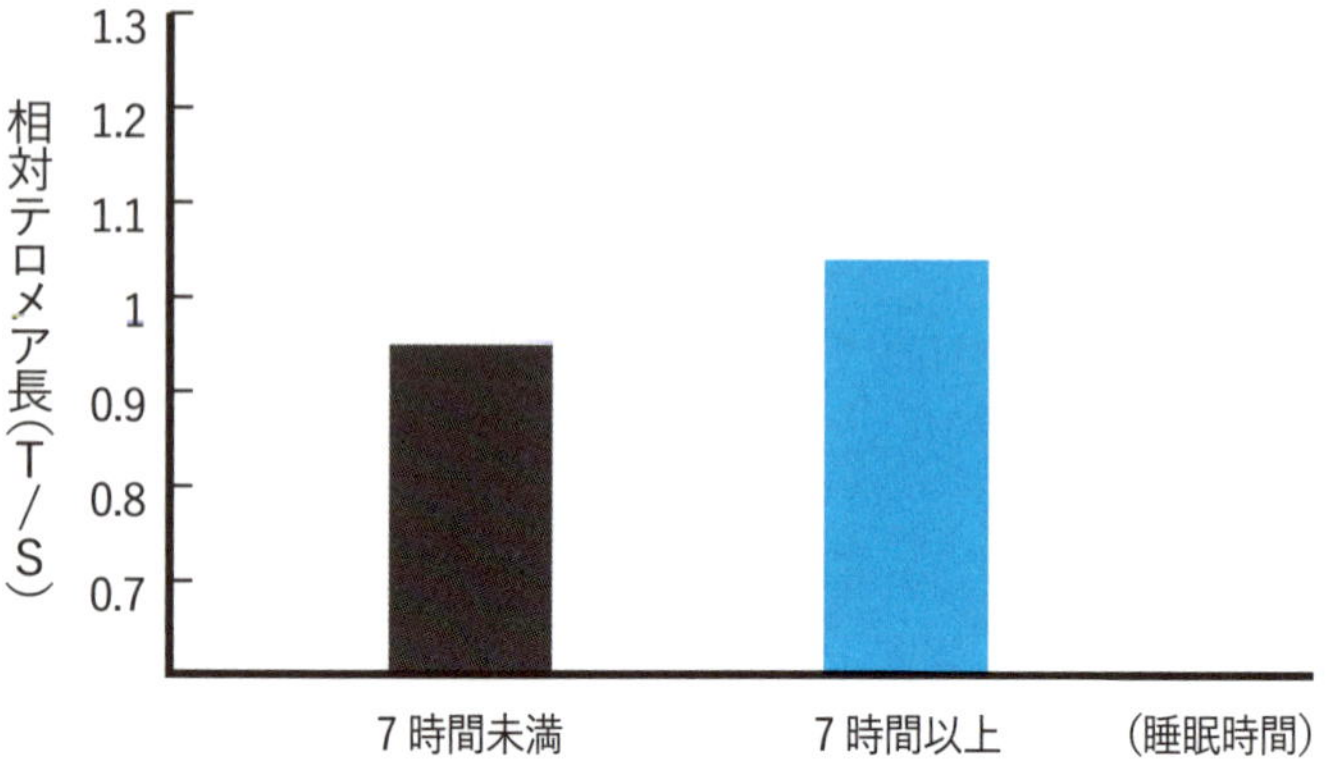


Lee KA et al.: Sleep 37: 157-66, 2014 より

るのです。特に高齢者の場合はその差が顕著で、**テロメア維持のためには7時間以上の睡眠が推奨されています。**

ただし、とにかく長い時間寝ればよい、ということではありません。ここでも重要なのは、「睡眠の質」。睡眠の深度が不足している状態では、いくら長く寝てもテロメアにいい影響は与えられません。

また、テロメアの長さを維持するためには、規則正しい睡眠のリズムが必要だということも、明らかになっています。

毎日ほぼ同じ時間に寝て（夜11時前には入眠し）、同じ時間に起きる（7・5時間の睡眠を確保する）ことによって、テロメアの長さを維持することができます。そして、テロメアを長い状態に保つことが、細胞の状態を若く保ち、ガンの予防につながるのです。

## 睡眠で免疫力を上げる

ガン化してしまった細胞を免疫細胞が素早くキャッチするためには、免疫機能を常に高めておくことが不可欠です。

しかし**睡眠が不足すると、免疫力は下がります。**この免疫機能を支えているのが、これまで何度も登場した「成長ホルモン」だということが、様々な研究から明らかになっています。つまり、十分な睡眠をとって成長ホルモンをきちんと分泌できれば免疫力が高く保たれ、睡眠不足などから成長ホルモンが不足すると免疫力も低下する、というわけです。

細胞を若く、元気に保つことが、ガンを予防するためのポイントなのです。

COLUMN

# テロメアと見た目年齢

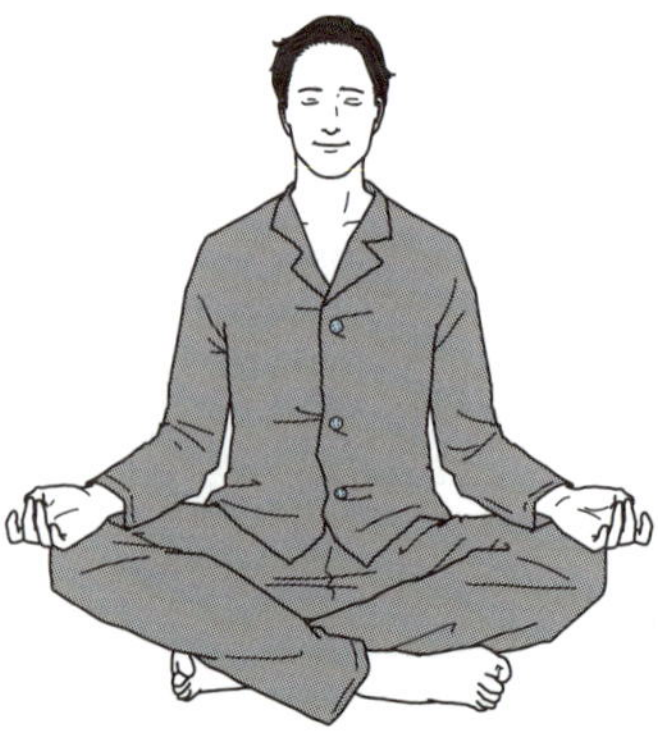

テロメアが長いほど、見た目が若くなる。

それは109ページで説明した肌代謝の仕組みを考えてみれば、よくわかります。美しく若々しい肌は、睡眠時に多く分泌される成長ホルモンが基底層にある肌の細胞を刺激し、肌の細胞が分裂することによって保たれる、とお話ししました。しかし、肌細胞のテロメアに十分な長さがないと、成長ホルモンがいくら刺激しても、肌細胞が分裂し、入れ替わる——ターンオーバーすることができません。

仮に10%の細胞が分裂できない状況にあるとしましょう。その周辺は新しい皮膚がつくられませんから、古い細胞がそこへ留まり続けることになります。これがシワの一因となるのです。このように、成長ホルモンとテロメアが代謝のカギを握っているのは、どの細胞も同じです。細胞分裂の促進剤となる成長ホルモンと、十分な長さのテロメア。両者がそろって初めて、見た目年齢は若く保たれるのです。

# 睡眠が体を変える④婦人科系の疾患

**婦人科系の悩みに関しても、多くの場合で睡眠が大きな影響を及ぼしています。**睡眠を改善したことで、婦人科系の疾患がよくなったケースをご紹介しましょう。

Kさん（会社員、36歳、女性）は、もともと通っていた婦人科の先生からの紹介で私のクリニックを訪れました。Kさんの状態をまとめてみると、生理が不安定なのに加えて、多毛症（男性のように毛が多く生える症状）を併発していました。ちなみにKさんの体型は165センチ、70キロ、BMIは25を超えた肥満度1でした。

詳しく検査をしたところ、卵巣自体に異常はなかったのですが、生理は「無排卵月経」。つまり生理があっても排卵していないため、現状のままでは妊娠は望めない状態にありました。しかし、様々なホルモンの検査を実施しても、異常は認められなかったのです。

そこで睡眠に関して調べていくと、Kさんには睡眠時無呼吸症候群がありました。1時間に24回息が止まり、「睡眠深度」は常に浅い状態にありました。

睡眠の深さである睡眠深度は、ステージ0〜3の数字で表すことができます。理想的な睡眠がとれている人は、入眠後に少なくとも1〜2回は、深い睡眠であるステージ3に到達します。しかしKさんは一晩の睡眠でステージ3に達することはなく、ステージ2に達するだけでした。睡眠時間自体は7時間と比較的十分な時間を確保していたため、ご本人も睡眠が足りていないという自覚はなかったようです。睡眠の長さではなく、深さがまったく足りていなかったのです。

さっそく、睡眠時無呼吸症候群の治療が始まりましたが、数カ月でKさんの様子は大きく変わりました。深く眠れるようになったために、過剰な食欲から解放されたのでしょう。70キロあった体重は64キロまで下がり、多毛症も軽快、排卵も見られるよ

## 質の悪い睡眠リズム

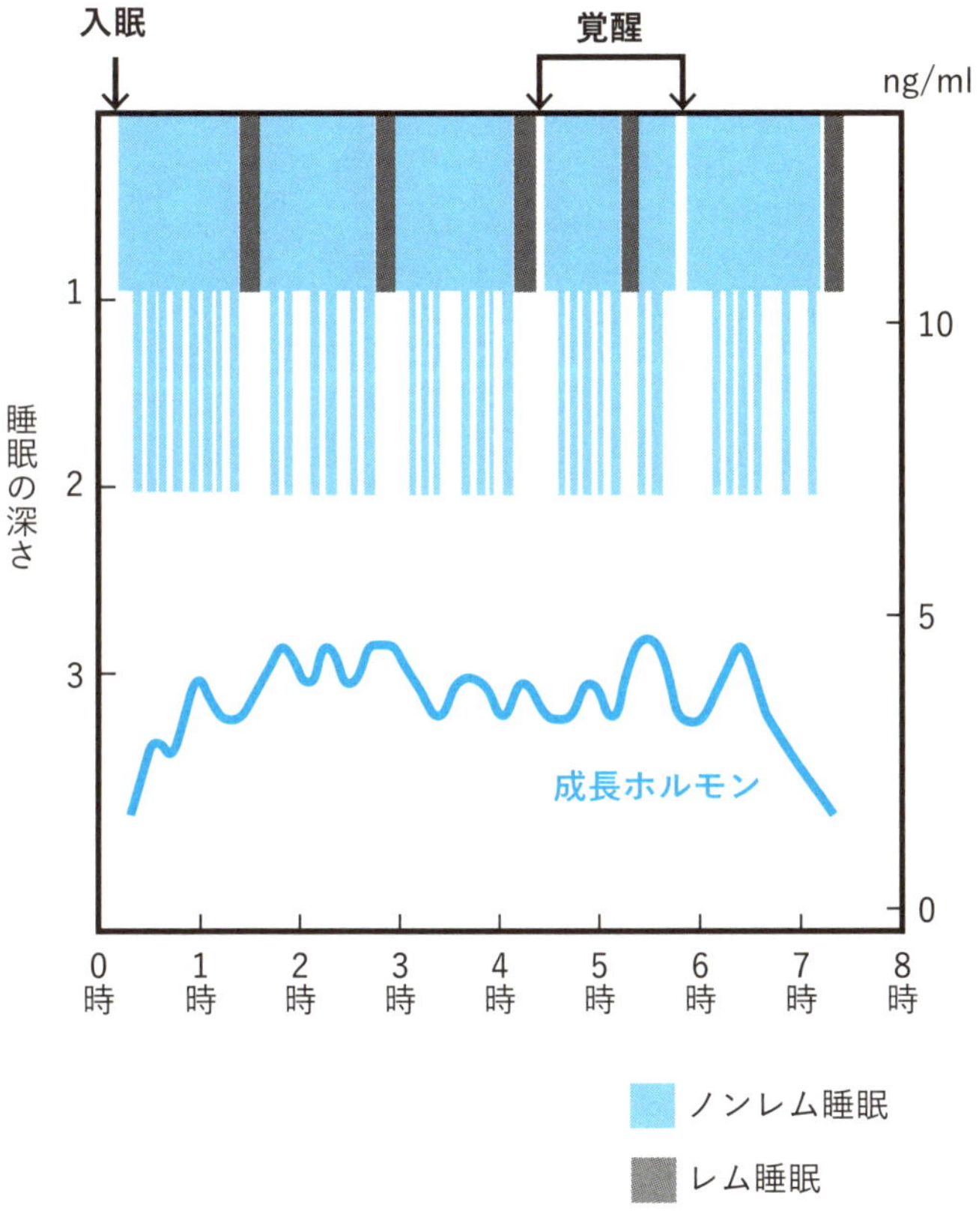

入眠
覚醒
ng/ml
1
2
3
睡眠の深さ
10
5
0
成長ホルモン
0時
1時
2時
3時
4時
5時
6時
7時
8時
ノンレム睡眠
レム睡眠

うになりました。

私のクリニックでは、Ｋさんのように睡眠の質を改善したことで、婦人科的な問題の解決につながった症例が数多くあります。


婦人科へ行くと、有無をいわさず低用量ピルを処方されたり、ホルモン剤を打ったりという話も耳にします。もちろん、婦人科という観点から必要と判断されれば、そのような措置を受けなければいけませんが、実は**「単なる睡眠不足」が、婦人科的なトラブルとして表面化している、**というケースも少なくないと、私は考えています。

定期的に通院し、薬を処方してもらうよりも、睡眠のトラブルを解消することで全身が健康になるとしたら、とてもいいことだと思いませんか。


長期的な不調に悩んでいる方ほど、睡眠に何か問題がないかどうか、今一度見直してみてください。これまでお伝えしてきたように、ご自身では「問題がない」と思っていても、実は体にとっては睡眠不足、というケースも少なくありません。

ご自身の大切な体、ぜひ一度、顧みることをおすすめします。

# 5章

# 45歳からの睡眠改革④
# 睡眠の質を変える

# 睡眠は無料でできる人生改革

1日の3分の1を費やす「睡眠」の質が上がれば、それだけ人生の質も豊かに充実していくことは、もう、おわかりでしょう。しかも、食事を変えたり、スポーツジムに通ったりするのとは違って、睡眠改革にはお金もかかりません。

しかし、睡眠の質が低くても、多くの人はその事実に気がついていません。睡眠の質の劇的改善は、

## 「自分は睡眠時無呼吸症候群ではないか」と

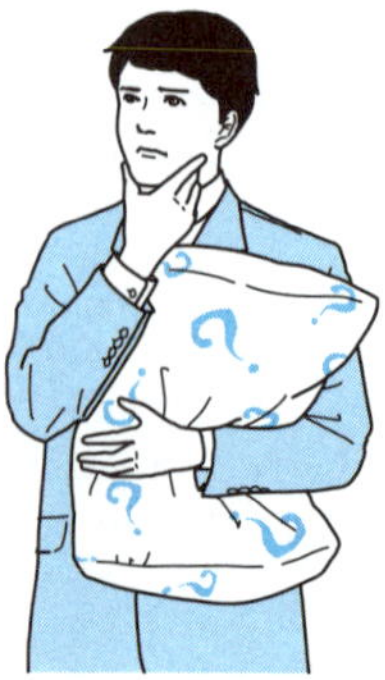

と、まず疑っていただくことから始まります。これまで何度も登場した睡眠時無呼吸症候群（Sleep Apnea Syndrome：ＳＡＳ）は、寝ている間に呼吸が止まる、もしくは呼吸が非常に弱くなる時間帯がある症状ですが、ほとんど自覚はないのです。

睡眠時無呼吸症候群は空気の通り道である「上気道」が閉塞することによって起こります。気道をふさぐ原因はいくつかありますが、主なものは**骨格**です。

また、欧米では肥満の人特有の疾患と思われているように、**首の周りについている脂肪が気道を狭くしてしまう**ことも原因のひとつです。

その他にも、「扁桃腺《へんとうせん》」が大きかったり、「アデノイド」という喉の奥にあるリンパ腺が大きかったりすると、やはり気道はふさがってしまいます。舌が大きい（巨舌症）、鼻が曲がっている（鼻中隔湾曲症《びちゅうかく》）なども原因になります。

また、**年齢とともに組織のハリがなくなり、たるんでくることも、睡眠時無呼吸症候群の重要な原因のひとつ**です。

## なぜ日本人は、睡眠中に呼吸が止まりやすいのか

特に日本人は、痩せていてもいろいろなリスクファクターがあります。

日本人は欧米人に比べて顎が小さい人が多くいます。**顎がそもそも小さい人というのは、気道スペースが狭くふさがりやすい**からです。

ですから「睡眠時無呼吸症候群は肥満の人の病気」と思っていると、判断を誤ります。実際、今の日本人の9割は、睡眠中の1時間で5回以上は、呼吸が10秒以上止まってしまっている、というデータもあるのです。この数字は、世の中の太っている人の割合よりもはるかに高いもの。それだけ睡眠時無呼吸症候群は、多くの人と関係している問題なのです。

今、日本における睡眠時無呼吸症候群の状況は本当に**危機的なレベル**です。

その危機感は徐々に行政や企業に伝わりつつあり、神奈川県には「未病見える化センター」という、睡眠状態をチェックするための施設ができました。また、企業でも健康診断に睡眠の検査を導入し始めるところも出てきました。

## 「小顔」の人はSASになりやすい

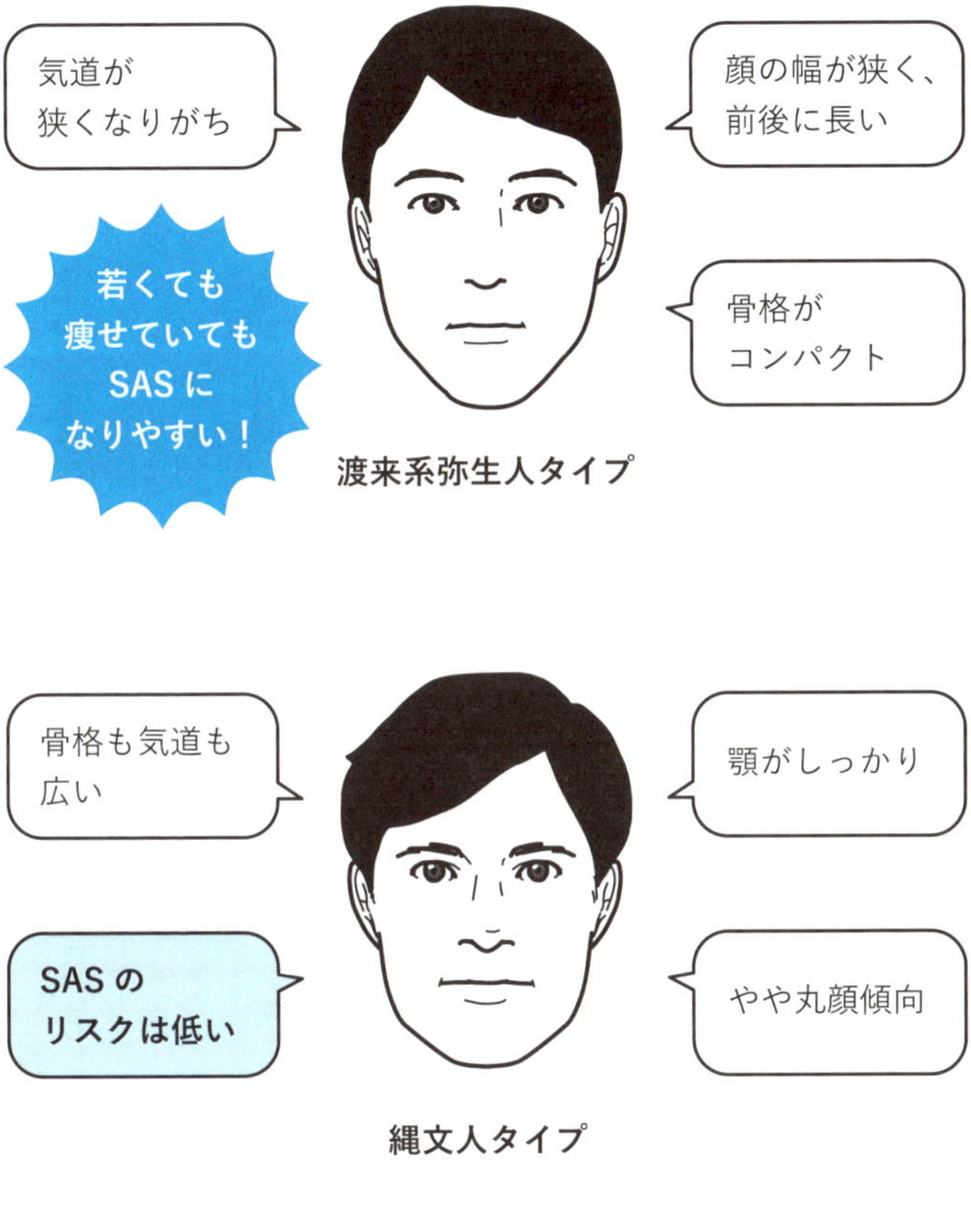

こうした拠点を中心に今後5年、10年と実績を積み重ねていくことで、皆さんの睡眠の質の向上につなげられるほか、睡眠の質が健康や昇進に与える影響もより明らかになっていくでしょう。

## 2タイプの睡眠時無呼吸症候群

睡眠時無呼吸症候群は、大きく2種類に分かれます。

ひとつは、**脳は正常に呼吸をしようとしているのに、気道が物理的にふさがってしまい、呼吸が阻害されてしまう**もの（OSAS）。

そしてもうひとつが、**何らかの原因で、脳が睡眠中に正常な呼吸の指令を出せなくなってしまう**もの（CSAS）。

これらはまとめて「睡眠呼吸障害（Sleep Disordered Breathing：SDB）」と呼ばれますが、ほとんどはOSASです。

どちらの場合も、**無呼吸や低呼吸の回数が自覚症状の有無にかかわらず1時間あたりに5回以上**あり、なおかつ**日中の眠気や睡眠中の喘《あえ》ぎ、中途覚醒、熟睡感の欠如、倦怠感**などの症状を伴います。

ちなみに無呼吸とは「10秒以上の気流停止」を、低呼吸とは「血液中の酸素濃度が基準の30％以上低下し、かつ動脈血酸素飽和度（ＳｐＯ２）が４％以上低下するもの」を指しています。呼吸を正常に行なっているように見えても、体内の血液中の酸素濃度が一定以上低くなっていれば、低呼吸と判断されます。

## ■「睡眠中の呼吸停止」の本当の怖さとは？

睡眠時無呼吸症候群が怖いのは、心筋梗塞などの心臓系疾患で突然亡くなる確率が高いことです。

12年間、１４０人の睡眠時無呼吸症候群の患者を追跡した調査があります。この調査では、特に高齢者を対象とした調査ではないのにもかかわらず、約20％の方が心臓系疾患で亡くなるという結果が出ました。12年間の間に5人に1人が亡くなっている計算です。

睡眠時無呼吸症候群が40代頃から増えることを考えると、60歳より前、かなり若くして亡くなる人が多いということがいえます。また、死亡に至らない人でも、心血管系の疾患、狭心症などを発症する人は30％にのぼります。

この死亡率は、後にお話しするＣＰＡＰで治療を行なうと、通常の人と同じ死亡率まで下がります。いかに治療が重要か、わかっていただけると思います。

## ■「睡眠時間は足りているのに、眠い」人こそ要注意

睡眠時無呼吸になると、**いくら睡眠時間を長くとったとしても、熟睡感が得られることはありません。**正常な睡眠（53ページ）と睡眠時無呼吸症候群の睡眠（191ページ）のグラフを比べてみると、それがよくわかります。

## 睡眠時無呼吸症候群は怖い！

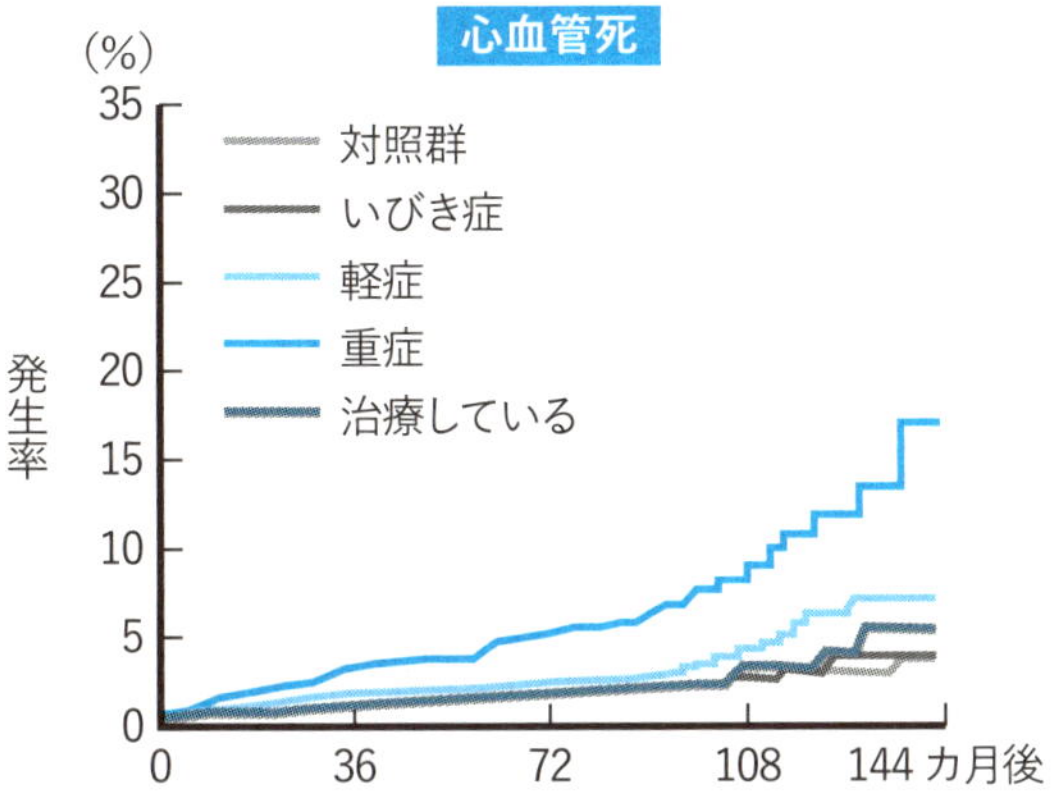


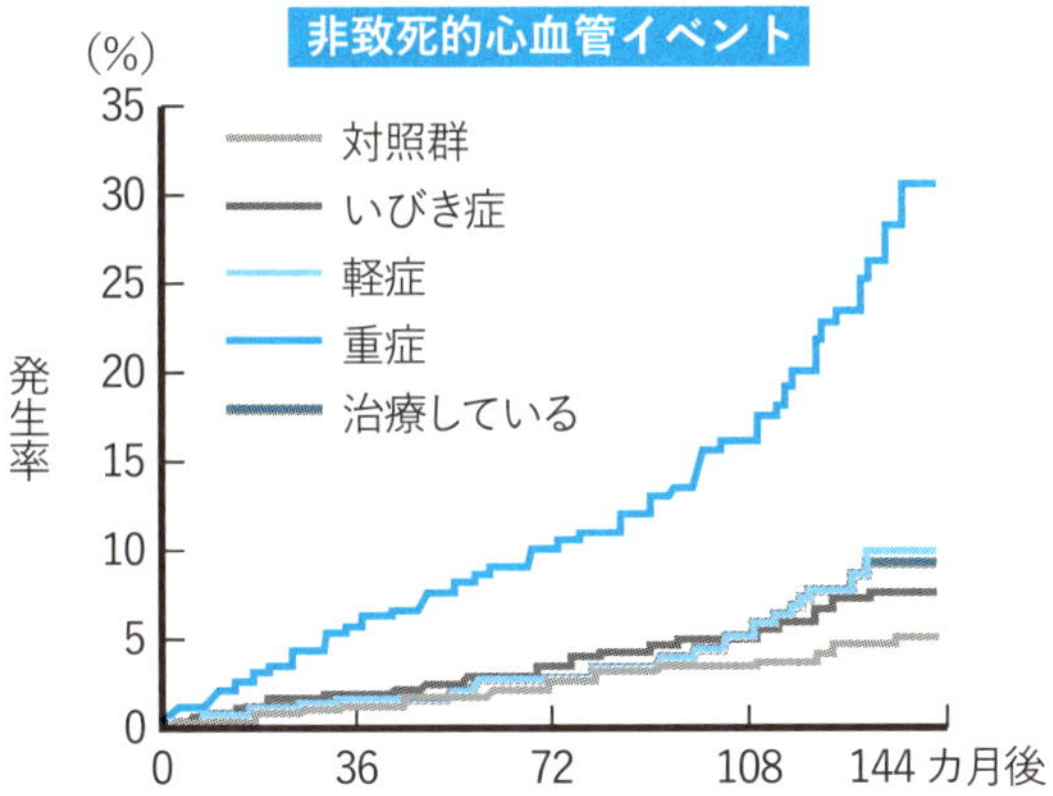


Martin J et al.: Lancet 365: 1046, 2005 より

通常の睡眠をとれている人の眠りの深さがステージ3に数回達するのと違い、睡眠時無呼吸の方は一度も達することはありません。一番深い睡眠でもステージ2。そしてその睡眠も細切れになっています。**呼吸が止まったり浅くなったりするために、続けて眠ることができない**からです。

ですから、たとえ同じだけの時間をベッドの上で過ごしたとしても、ぐっすり眠ったという実感を伴うことはありません。

成長ホルモンの分泌状況も見てみましょう。50ページでお話ししたように、成長ホルモンは体の細胞を若返らせるために不可欠なものです。このホルモンは脳が活動を休止しているノンレム睡眠のときに多く分泌されます。ノンレム睡眠が深いほど、成長ホルモンの分泌量は多くなります。ですから、眠りの浅い睡眠時無呼吸の方の成長ホルモンの分泌量は自然と少なくなります。

成長ホルモンの分泌量が減るということは、肌を含め体中の細胞の再生が低下するということですから、**体の老化が促進される**ことになります。細胞の生まれ変わりが滞れば、老化やガンなどのリスクも上がってくるでしょう。

また3章でお話ししたように、脳への影響も大きくなります。十分なノンレム睡眠がとれなければ、**ニューロンを休ませることも、ニューロンの中の老廃物を排出することもできません。**さらに、グラフにあるようにレム睡眠の時間がこれだけ短いと、**記憶の固定や選別をする余裕もありません。**

しっかりとした睡眠を十分にとるだけで、健康になったり、若々しくなったり、成績が上がったり、仕事のパフォーマンスが上がったりするのは、やはり当たり前のことなのです。

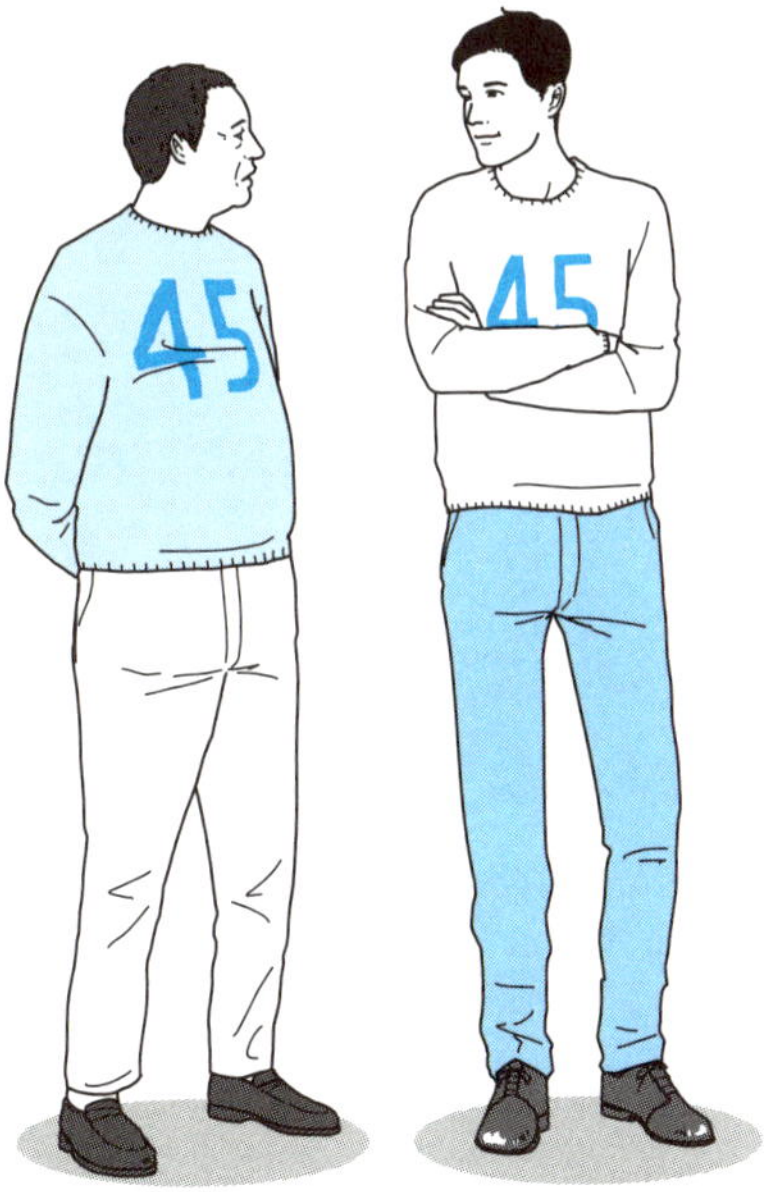

# 睡眠時無呼吸症候群の治療、CPAP

家庭でできる簡単な睡眠時無呼吸対策は本章末で紹介しますが、その前に、医療機関で一般的に行なわれる治療をご紹介しましょう。これまで何度か本書にも登場したCPAP（Continuous Positive Airway Pressure：シーパップ）です。日本語にすると「経鼻的持続陽圧呼吸療法」となります。

「陽圧」とあるように、鼻にかぶせたマスクから一定の圧力のかかった空気を気道へ送り込むことで、物理的に無呼吸を防ぎます。無呼吸の治療は、このように薬などを使用することなく行なうことができるのです。1時間に20回以上無呼吸状態があると、保険が適用されます。

**「こんなマスクを一生、睡眠中につけ続けなければいけないのですか？」**

と質問されることがあるのですが、そんなことはありません。私のクリニックでも、途中で必要のなくなった方もいます。無呼吸が頻繁にある間はつけ続けなければなりませんが、食事療法や運動療法の成果が出ると、必要なくなることがあるからです。

ＣＰＡＰは成果の出やすい治療方法なのですが、問題もあります。

ＣＰＡＰは自宅での睡眠時に使用するものですから、本人の「続ける」という意志が必要です。毎日忘れずに、鼻にマスクをして寝るというのは、最初はなかなか面倒なことです。ですから、使用をやめてしまう方がいらっしゃいます。そして一度治療から脱落してしまうと、同じ治療を再開することは二度とありません。これはＣＰＡＰ治療の大きな問題点です。

私がこの本を執筆した理由のひとつは、睡眠が十分にとれていない皆さんに、睡眠の大切さを知ってもらうためです。ＣＰＡＰのような治療をきちんと続けていけるためには、**睡眠の大切さをしっかり理解しておく**ことが何より重要です。

肥満型の患者さんの中には、CPAPで治療しただけで体重が減る人もいます。奥さまから無呼吸を指摘され、45歳で私のクリニックに来た建築士のSさん。身長173センチですが、当時、体重は90キロを超えていました。1時間に40回以上呼吸が止まっており、すぐにCPAP治療のスタートとなりました。

無呼吸と肥満は深くつながっています。睡眠時間が短いと、脳からオレキシンという脳内物質が分泌されます（105ページ）。オレキシンには覚醒作用があるため、寝不足の状態でも私たちは眠り込むことなく日中過ごすことができるのですが、同時にこの物質は食欲を亢進してしまいます。

**寝不足が原因で過食となり体重が増えると、首の周りの脂肪が増え、さらに気道が圧迫され無呼吸状態が悪化します。そして眠れないため、オレキシンが分泌され過食になる……**という悪循環に陥ってしまうのです。

これを防ぐためには、ぐっすり眠ることで、まずはオレキシンの分泌を抑える必要があります。Sさんは、CPAPでの治療がうまくいき、よく眠れるようになりました。そのため異常な食欲も収まり、半年で自然に8キロも体重が落ちたのです。

「何もしていないのに、体重が減りました」

というSさん。ダイエットをするという意識も、そのための特別な努力もすることなく、これだけ減量できたことに、本人が一番驚いたようです。

## ドロドロ血液も、眠るだけでサラサラに

1章でお話ししたように、睡眠時無呼吸症候群は排尿を促します。そのため、この症状がある人は総じて血液の粘性は高くなってしまいます。それだけでなく、血液に取り込まれる酸素が著しく不足することで、動脈血の酸素が足りない「低酸素血症」を引き起こします。低酸素血症が起こると、血液中の赤血球の割合が高くなる「多血症」を引き起こします。

赤血球は体中の細胞に酸素を送り届ける働きをしています。体の中の酸素の運送係が赤血球です。睡眠時無呼吸によって酸素が足りなくなると、「酸素をもっと運ばなければ」と感じた体は、運送係である赤血球を増やしてしまいます。

血液の成分は、「液体成分」と「細胞成分」に分かれますが、赤血球は細胞成分のほとんどを占めています。ですから、この割合が増えると血液中の細胞成分が増えて、血管内を通りにくくなってしまうのです。

この様子は、タピオカミルクティーをイメージするとわかりやすいかもしれません。ミルクティー部分が血液の液体成分、タピオカが赤血球、ストローが血管です。タピオカが多すぎると、ストローが詰まってしまってうまく飲むことができません。細いストロー（毛細血管）ならなおさらです。

低酸素血症で赤血球が増えすぎると、特に細い血管である毛細血管には、血液がうまく運ばれないだけでなく、**血管が詰まりやすくなってしまいます。**最悪の場合は、心臓の血管が詰まる「心筋梗塞」や、脳の動脈が詰まる「脳梗塞」など、心血管系の疾患につながります。

多血症だった私の友人も、ＣＰＡＰの治療をしたことですっかり赤血球の値が落ち着きました。このような血液疾患も、睡眠によって治療できる疾患のひとつなのです。

# ストレスが、睡眠の質を押し下げる

また、睡眠時無呼吸症候群の他にも、現代人が抱えがちな「ストレス」が、睡眠の質を押し下げてしまうことがわかっています。

眠る前に、ベッドの中で、その日にあったイヤなこと、翌日の不安なことを考え始めてイライラしてしまう、なんてことはありませんか。そのような状態で眠りにつくと、睡眠深度は浅くなりがちです。

しかも、このストレスとは、いわゆる「人間関係の摩擦」や「多忙さ」だけによるものではありません。例えば、睡眠時の「明るさ」「暑さ」「寒さ」「多湿」「乾燥」「騒音」などにも、体はストレスを感じてしまっています。ですから、よい眠りのためには、そのような「ストレス源」をどれだけ寝室から排除するかがポイントとなるわけです。

また、さらに厄介なことに、「眠りたいのに眠れない」という状態になると、今度は、それ自体が「ストレス」となって、眠りの質を下げてしまうこともあります。

## ストレスが寿命も短くする理由

本書では不眠のメーターとして「脈」を見ることをおすすめしていますが、ストレスが脈を加速させることもわかっています。

大手建設会社の中間管理職のBさん（42歳、男性）。睡眠時無呼吸症候群の治療でクリニックを訪れたときの脈拍は85ほどでした。Bさんは数カ月の治療で、睡眠時間は理想とする7・5時間にまで移行できたにもかかわらず、脈拍は依然として80ほどの高い値のままでした。ちゃんと寝ているのに、脈が速いままなのはなぜか。Bさんと話をする中で、その理由がわかりました。それはストレスです。

Bさんは新しい部署に異動したばかりなのですが、上司とソリが合わず、会社に行くことが苦痛で仕方ないということでした。このストレスが、脈を高く維持し続けてしまう原因だったのです。

ストレスとの遭遇が、たまのことであればまったく問題はないのですが、Bさんのように、平日毎日顔をあわせる上司がストレスの元であれば、これは大きな問題です。血圧、脈拍、血糖値すべてに影響を与えてしまうでしょう。**ストレスは糖尿病の原因**にもなるといわれますが、それにはこのようなメカニズムがあったのです。

特に睡眠を改善しても脈拍が下がらない方は、自分がさらされているストレスへの対応が必要です。ストレスが寿命を縮めるとはよくいわれることですが、それはストレスへの対応のために、脈拍が速くなったり、高血圧、高血糖が病気を誘引したりするから。短時間睡眠やストレスは、脈拍に大きく影響し、私たちの寿命を削ってしまうのです。

# 睡眠の質を改善し、睡眠時無呼吸症候群にならないための簡単な工夫

ここからは、

「睡眠の質を改善したい」
「ストレスの影響を減らしたい」
「睡眠時無呼吸症候群を防ぎたい」
「自分は睡眠時無呼吸症候群かも」

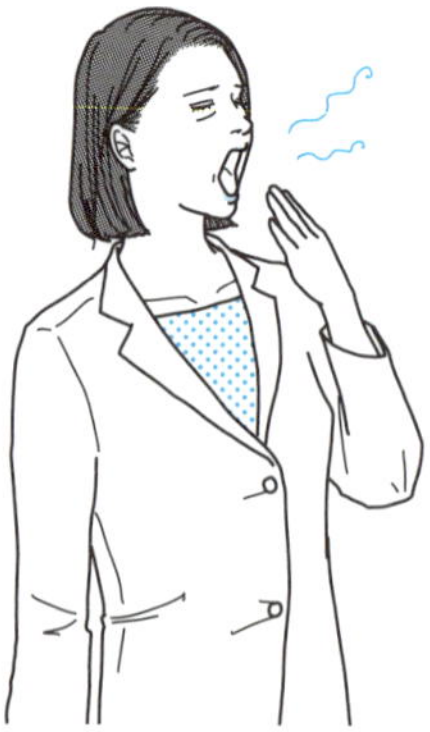

と思われたときに、自宅で簡単にできる睡眠時の工夫をご紹介します。少しずつの工夫で、睡眠は必ずよい方向に変わっていくでしょう。

ただし、ここでご紹介するすべてのコツを、一気に取り入れていただきたいというわけではありません。**できそうなもの、やってみたいと思うものから、前向きに取り入れていただくのが、睡眠を改善する一番のコツ**です。

なお、睡眠時無呼吸症候群だと疑われた方、すでに診断されている方は、専門機関で治療を受けていただくのが何よりです。しかし、検査の順番を待っていたり、検査のための時間がなかなかとれないという方もいらっしゃるかもしれません。そのような方は、特に①、⑤、⑦、⑧、⑨を心がけるとよいでしょう。

さあ、一緒に、睡眠の質を改善していきましょう。

睡眠の質を高めるテクニック 01

# できるだけ、仰向けではなく横向きに眠る

睡眠時無呼吸症候群の直接の原因は、気道がふさがってしまうことです。そこで、より気道がふさがりやすい仰向け（仰《ぎょう》臥《が》位《い》）の姿勢ではなく、**横向き**（側《そく》臥《が》位《い》）で眠るようにするだけでも、睡眠を改善することができます。抱き枕などを使用して、自然と横向きになるようにするのもいいですね。

しかし、眠っているときの姿勢というのは、なかなかコントロールできるものではありません。また、慣れない姿勢で余計に眠りにくくなってしまうこともありますので、姿勢を気にすると眠れないという方は、横向きにこだわる必要はありません。

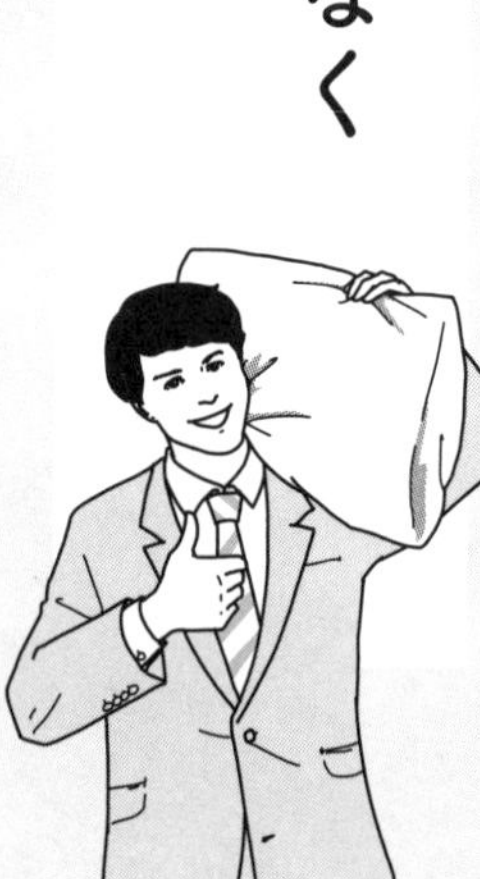

睡眠の質を高めるテクニック 02

# 日頃から鼻呼吸を心がける

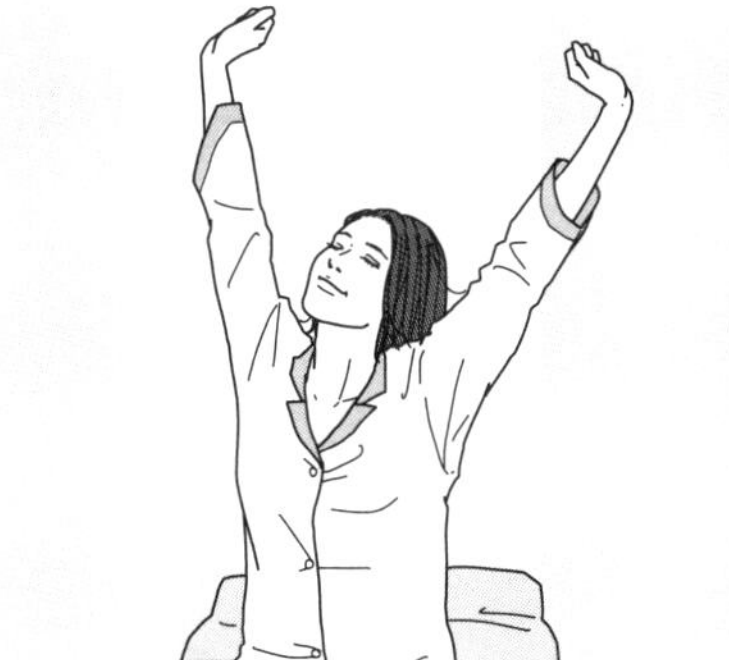

口呼吸は、鼻呼吸よりも気道が狭まり、いびきや睡眠時無呼吸症候群の原因となりがちです。もし口呼吸がクセになっている場合には、起きているときだけでも、**なるべく鼻呼吸を心がけましょう。**

ただし、口呼吸が習慣になっている方の中には、アレルギー性鼻炎や副鼻腔炎などが原因で、鼻呼吸がしづらい状態になってしまっていることもあり得ます。その場合は無理に変えようとしないで、まず耳鼻咽喉科やアレルギー科を受診しましょう。

# 部屋は真っ暗、静けさを大切に

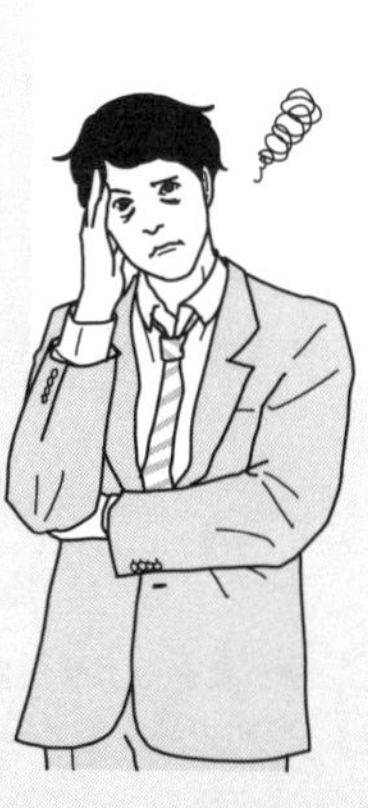

具体的な環境の話をしておきましょう。

まず、眠るときは、電気はすべて消し、光のない状態にします。豆電球などもつけないほうがいいでしょう。カーテンも遮光性のあるものがいいですね。

暗くなったら寝て、明るくなったら起きるという規則正しい生活ができている方だけは遮光性がなくてもいいかもしれませんが、外を通る車のライトなどが入るだけでも、良質な睡眠は妨害されてしまいます。

また、睡眠時にはヒーリングミュージックなどをかける方もいるようですが、聴覚という感覚を働かせた分だけ、眠りは浅くなります。無音状態を保ちましょう。

部屋は「寒すぎず、暖かすぎず、乾燥しすぎず」が大切です。適温などは、それぞれ人によって違うと思いますので、各自調節してください。

寝具に関しては好きなものを使ってよいのですが、枕が低すぎたり、布団やマットレスが固すぎたりすると、長時間、横向きで寝ることはできません。

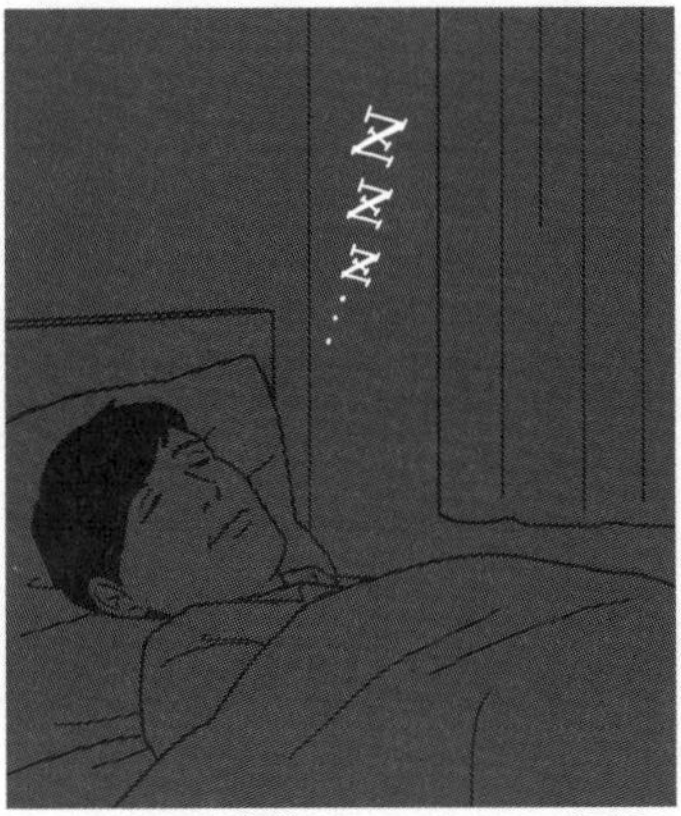

睡眠の質を高める
テクニック 04

# 一人きりの睡眠空間をつくる

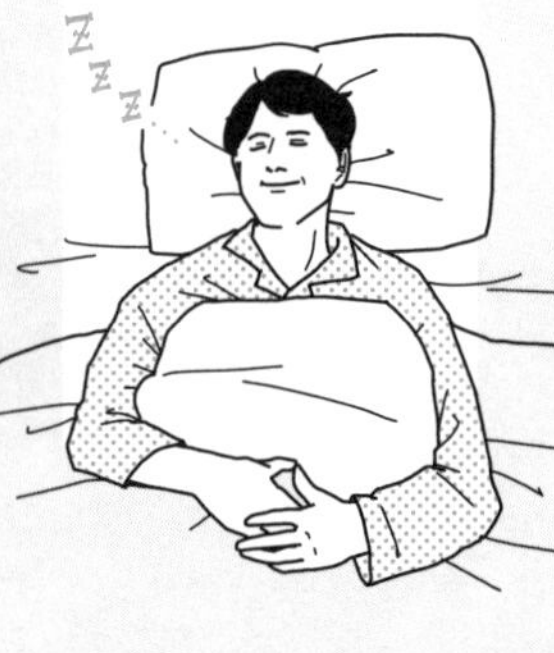

睡眠は、一人ですることです。夫婦でも、可能な限り、寝室は別にすることをおすすめします。もし寝室を別にできないのであれば、ベッドだけでも別にしましょう。

心地よい室温や湿度は人によって違います。夫婦でも、眠るときの適温は違うはず。寒くて目を覚ました奥さんが空調の設定温度を上げ、暑くて目を覚ました旦那さんが下げる、というのを繰り返している方のお話を聞いたことがありますが、不毛である感は否めません。

また、ベッドを共有することで、せっかく深く寝ているところを起こされてしまったり、浅い眠りしか得られなかったり、ということもあるでしょう。

特にダブルベッドは、睡眠の質を下げてしまう原因になりがちです。キングサイズでかなり値の張るものはいいかもしれませんが、基本的には、相手が動くと自分のほうも大きく動きます。どちらかが寝返りを打てば、もう一方も、目は覚まさなくても睡眠が浅くなったりします。

なるべくなら寝室を分ける。それが無理なら、ベッドを分ける。それだけで夫婦関係が改善したなどという話もよく聞きます。

ペットのイヌやネコなどと一緒に寝ている方もいるようですが、同じ理由で、これもおすすめはできません。イヌやネコは人間とは生活の時間帯も違いますし、必要な睡眠の量も違います。体温も適切な室温も違うものです。

睡眠の質を改善するために、まずは環境から整えてみてはいかがでしょうか。

睡眠の質を高めるテクニック 05

# 早寝の習慣化を心がける

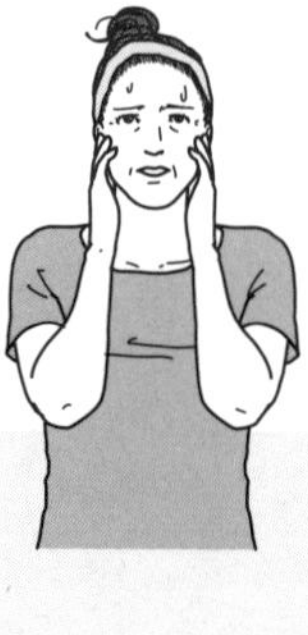

あべこべなことをいうようですが、良質な睡眠をとるためには、寝不足にならないことが大切です。睡眠の質と量は相互的に作用しており、質が改善すれば量も改善し、量が改善したら質が改善します。つまり、睡眠の質を改善したいときには、まず量をしっかりとることを心がけましょう。

また、前述のように、覚醒時と睡眠時では、体はもちろん、脳の働きもまったく変わります。そんなドラスティックな変化が体内で起こっているのですから、できれば、毎日同じ時間に寝るように心がけましょう。とても地味なテクニックですが、これは眠りの質を向上するためにも、寝つきや寝起きをよくするためにも非常に効果があります。

朝起きたら顔を洗うのと同様に、同じ時間に眠って同じ時間に起きることを習慣にすること。習慣に優るものはありません。

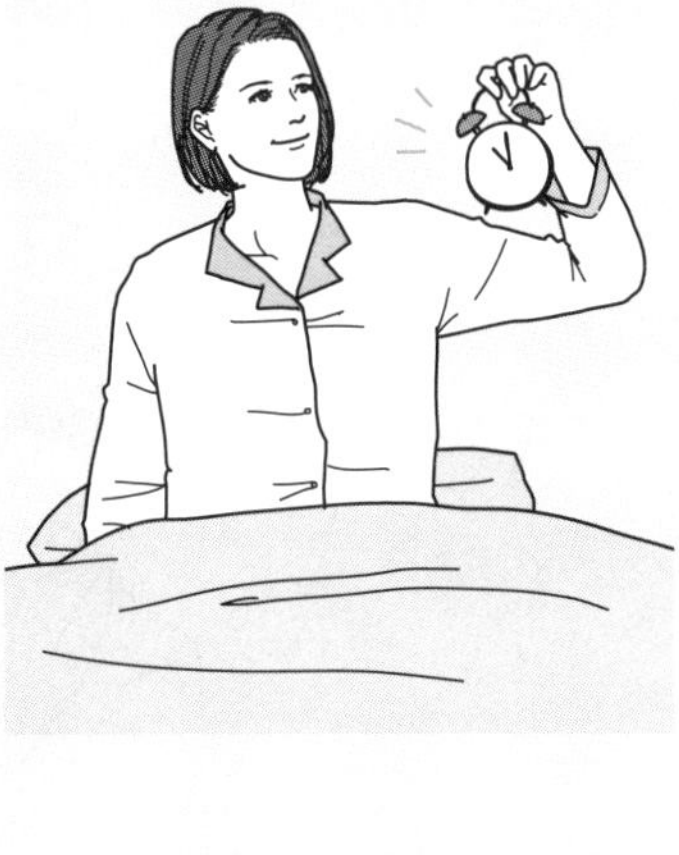

睡眠の質を高めるテクニック 06

# 胃の中の食べ物に目を向ける

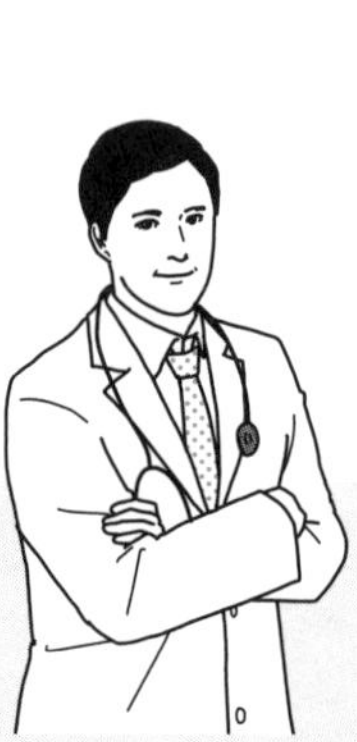

睡眠の質を上げるためには、寝るときには、胃の中にものが入っていない状態にしておくことが大切です。

夕飯の消化には、たいてい3時間ほどかかりますから、12時に寝るとすると9時頃には夕飯を食べ終えていなければなりません。水分は胃からすぐに出ていくため、そこまで気にする必要はありませんが、食べ物には注意が必要です。

細胞には2つの役割があります。ひとつは「機能する」。もうひとつが「分裂する」です。これは同時にはできません。そのため胃の細胞は、胃にものが入っている間は、うまく分裂することができません。せっかく早めに眠って、成長ホルモンが体の細胞の分裂を促そうとしても、消化や吸収という仕事をしたままでは細胞分裂が不十分に。慢性胃炎の原因になってしまいます。

また、いつも胃の中に食べ物が入った状態で就寝していると、成長ホルモン自体の分泌も減ってしまう可能性があります。なぜなら脳は「神経細胞が活動をやめて、体も休んでいる」と感知したときに、成長ホルモンを分泌すると考えられるからです。「胃が動いている=体が活動中」と認識すれば、睡眠時に分泌するホルモンが分泌されないとしても、少しもおかしくはありません。

**布団に入る3時間前には、夕飯を済ませておきましょう。**

睡眠の質を高めるテクニック 07

# お酒を控える

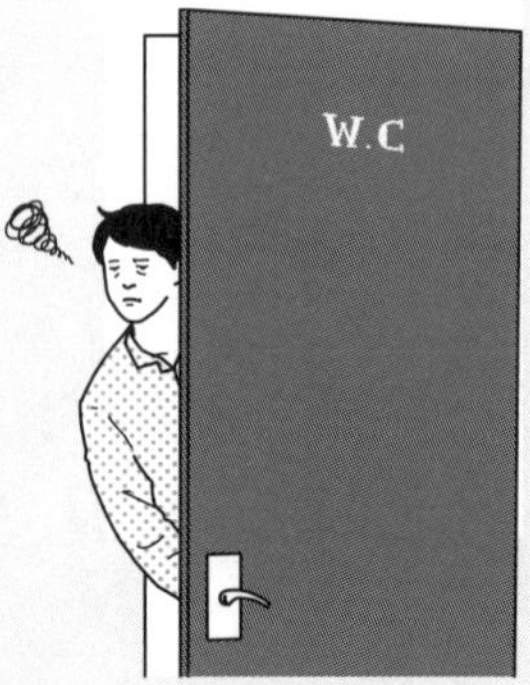


アルコールも、少なくとも就寝の1時間半前には済ませるようにしておきましょう。食事ほどではないにせよ、ただの水とは違って分解代謝に時間がかかります。12時に寝るのであれば、10時半には飲み終えていなければなりません。

ところで、お酒を飲むといびきが強くなる、という方はいませんか。いびきの原因は、睡眠中に気道が狭まってしまうことです。さらにアルコールには筋弛緩作用がありますから、のどの筋肉が緩み、ますます気道が狭まって大きないびきにつながってしまうでしょう。気道が狭まるということは、やはり飲酒が睡眠時無

**呼吸症候群の症状を出しやすくするともいえます。**

少量のアルコールには、脳の興奮を鎮め、眠りを誘う効果がありますが、睡眠そのものは浅くなり、中途覚醒も起こりがちです。また、いうまでもなく大量の飲酒は問題外です。

睡眠時無呼吸症候群の疑いのある方、いびきが大きい方は、お酒をやめるか、あるいは量を減らす工夫をしてみてください。

睡眠の質を高めるテクニック 08

# タバコを控える

アメリカの研究では、喫煙者は非喫煙者に比べて睡眠時無呼吸症候群のリスクが高いということが、ずいぶん前から提唱されています。

正確な因果関係はわかっていませんが、タバコの煙などが原因で気道がむくみ、狭くなってしまうためと考えられています。

**喫煙と睡眠時無呼吸症候群のリスク**

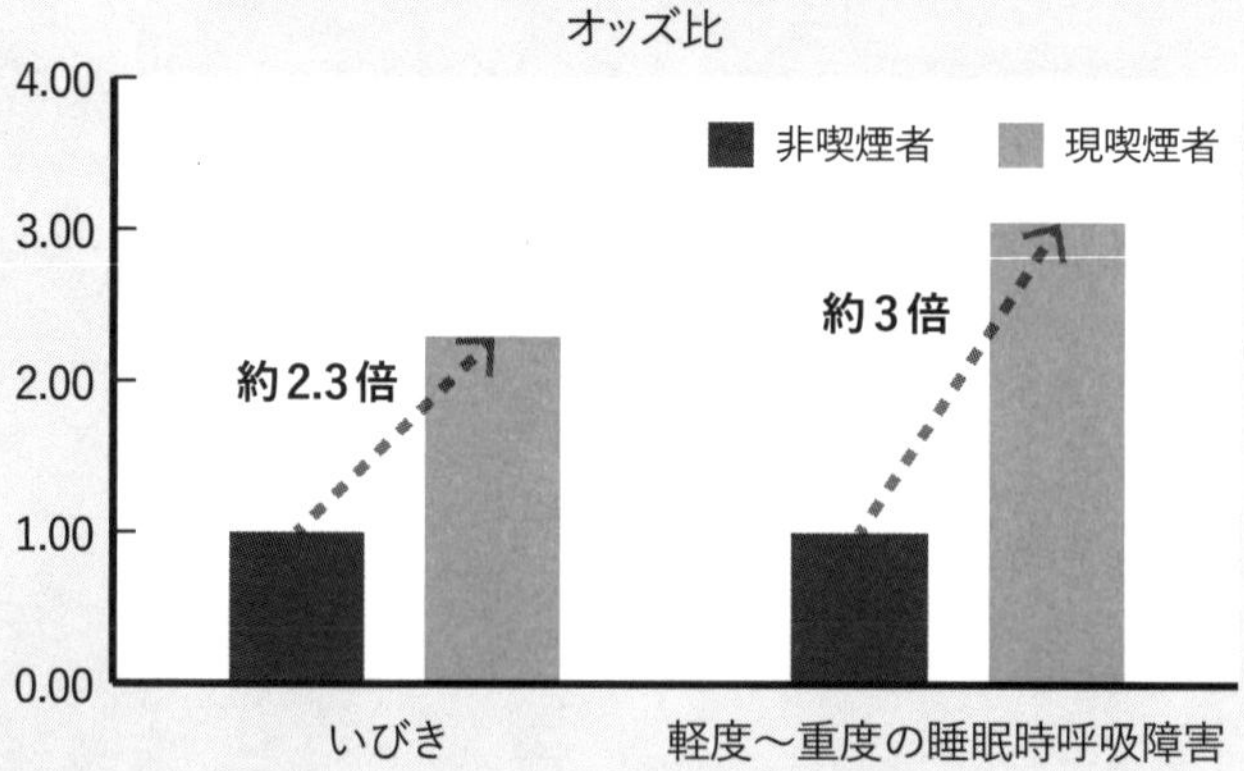


Arch Intern Med 154: 2219-24, 1994より

# 肥満をなくす

脂肪は気道をふさぐ一因です。適正体重をオーバーしている方は、ダイエットをすることが、長期的に見た睡眠時無呼吸症候群の改善につながります。

しかし、年をとってからのダイエットは、体型の変化に皮膚の代謝が追いつかず、脂肪がなくなっても皮膚だけが伸びた状態で保たれてしまうこともあります。

適正体重に向けて肥満を改善するのはよいことですが、同時に睡眠時無呼吸症候群の治療も受けたほうがいいでしょう。

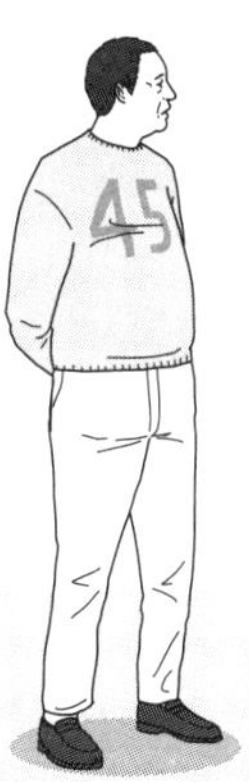

睡眠の質を高めるテクニック 10

# 心の準備をする

**寝る直前の行動や心の持ち方**も、睡眠の質に大きな影響を及ぼします。

穏やかな気持ちにならないと、私たちは眠ることができません。例えば仕事のことや会社のこと、他人のことを考え続けていると神経は昂《たか》ぶり、なかなかスムーズに入眠できません。あるいは、眠る直前までテレビやスマホ、パソコンなどの液晶画面を見ていれば、体は覚醒状態となります。その状態で眠ろうとしても時間がかかってしまったり、睡眠の質が下がってしまいます。

そこで、眠る前には、自分を「社会的モード」から「スリープモード」へと切り替えていきましょう。ちなみに、社会的モードからスリープモードに切り替えるには、

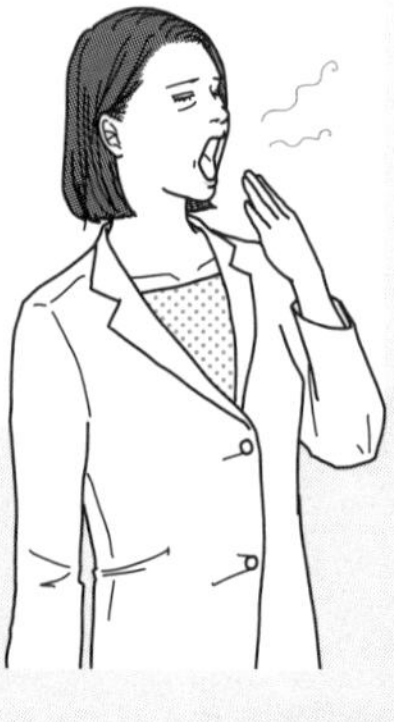

どんなに少なくとも15分はかかります。

ですから、眠る30分くらい前からは、仕事や他人のことを考えるのはストップ！　テレビやスマホ、タブレットやパソコンも画面を消して、その日1日の自分を穏やかに振り返るようにするのです。

そのときのポイントは、**「感謝できるポイントを探すこと」「自分自身を前向きに振り返ること」**。嫌なことがあった日やネガティブになりがちな日も、この時間ばかりは感謝の気持ち、自己反省を念頭に置くことを意識してください。ゆったりと座って1日を振り返っていると、自然に眠気が訪れ、良質な睡眠をとることができるでしょう。


スマホやタブレットを見ないようにしようとすること自体がストレスになる場合は、読書がおすすめです。本の世界に入っていくことで、自分だけの時間を確保するようにしてください。

# たまにある「不眠の日」を気にしない

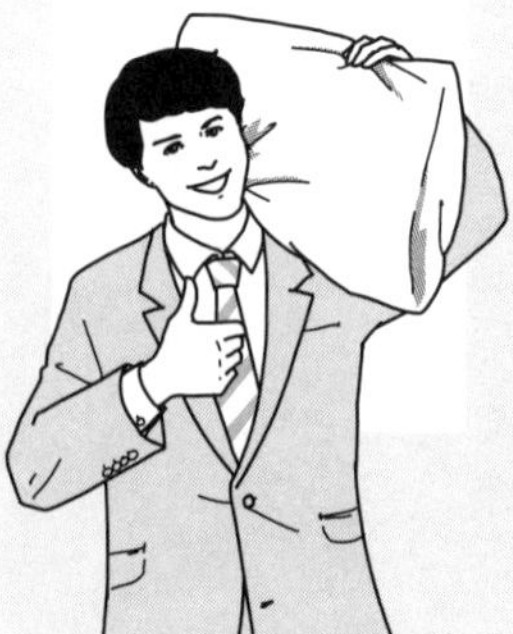

睡眠の質を上げるために意外に重要なポイントは、「たまにある不眠の日」を気にしないことです。

どんなに健康な人でも、ストレスや緊張、興奮などによって、うまく眠りにつけないことがあります。でも、たった1日、2日眠れなくても、どうということはありません。それだけで不眠症になることもありませんし、健康が害されることもほぼありません。眠ることに過敏になる必要はないのです。

特に、眠れないときには、

「明日は朝早いから、何時には寝なくては」

と考えてしまうこともあるでしょう。

でも、布団に入ってからの「何時には寝なくては」という考えは、焦りを生むだけで良質な睡眠にはつながりません。それどころか、「何時には寝かせてくれ。そのための薬がほしい」というように、かえって睡眠の質を下げる発想につながっていきます。

「何時には寝なくては」と考えるのは、布団に入るより前。いざ布団に入ったら、そんな考えは捨ててしまいましょう。

「寝られない」のは、「まだ寝なくていい」ということです。

「このまま朝まで寝られなかったら……」？　それはそれでいいのです。それだけ体力と生命力があるということ。次からはそのように考えてみましょう。

ちなみに、具体的なストレスや病気以外で、

「寝つきが悪くて」

「全然眠れないのです」

といってクリニックを訪れる患者さんのほとんどは、実は、ちゃんと寝ています。それは、睡眠検査の際の脳波を見れば明らかです（睡眠時と覚醒時では、脳波は全然違います）。

ただし、残念ながらそういうときの眠りはステージ1や2などの浅い状態なので、意識が朦朧《もうろう》としていて、寝ているのかいないのかが自分でわかっていないのです。

ただし、これまでお伝えしてきた睡眠時無呼吸症候群だけは、区別して考えなければいけません。この症状では息が止まっていますから、心臓などに大きな負担がかかっています。また、全身が酸素不足になりますので、いくら寝ても睡眠の恩恵を受けられない状態です。今すぐ、治療や改善を始めましょう。

「たまにある不眠の日」にできることは、たったひとつ。電気は消して、横になっておくこと。そのまま布団に横になり、感謝をしたり、瞑想をしたりして過ごします。気がつくと、うつらうつらと浅い睡眠に入っているはずです。

## たまに眠れなくても、気にしない

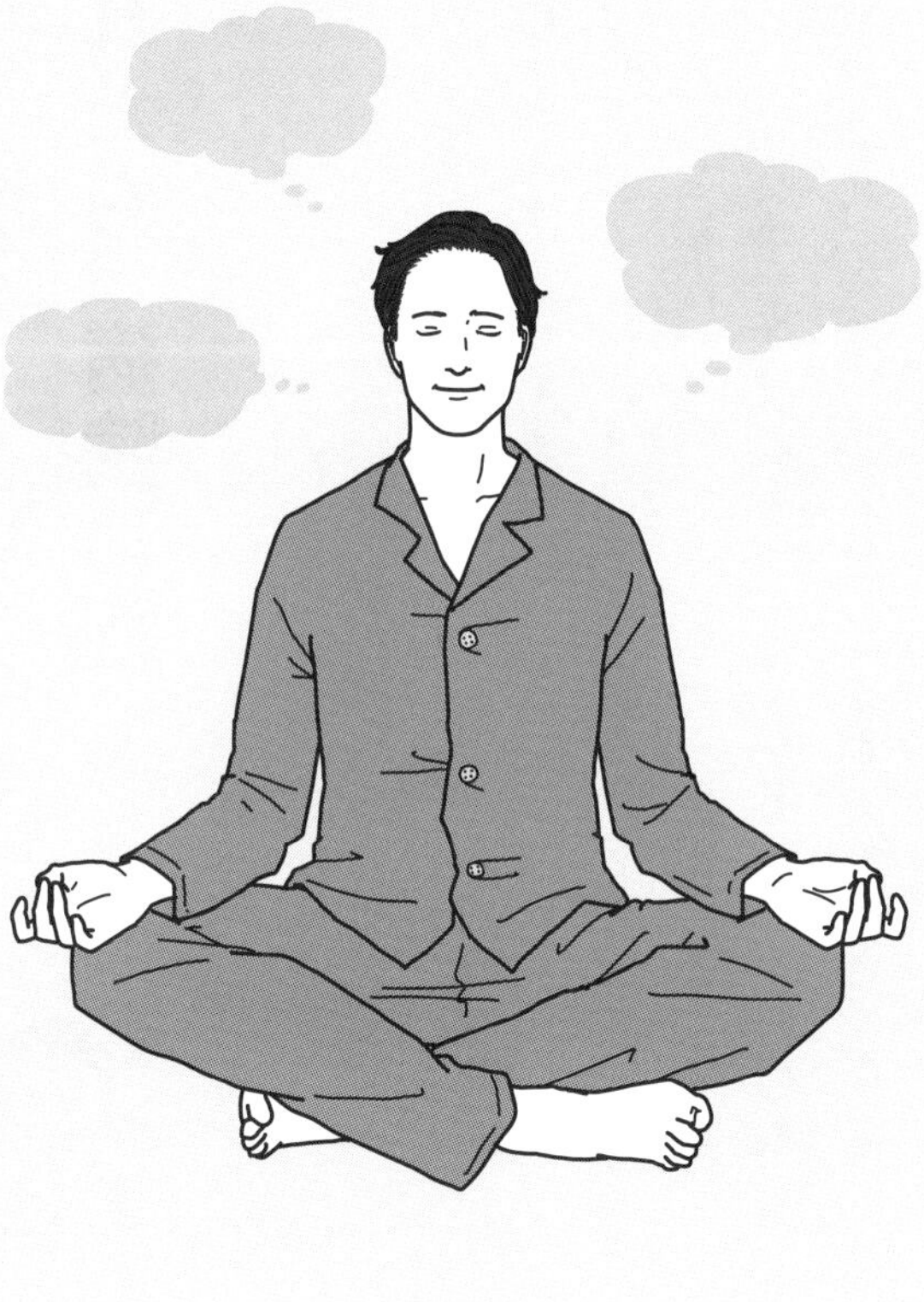

睡眠の質を高めるテクニック 12

# 「呼吸が止まっていた」といわれたら、病院に行く

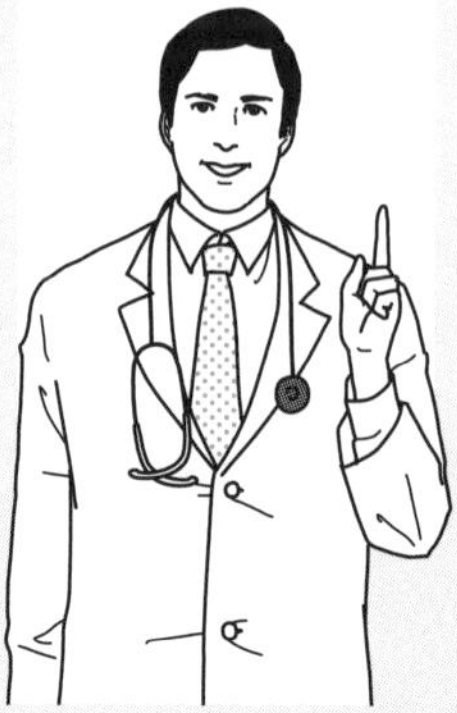

「お父さん、昨日はいびきがうるさかったよ」
「途中で何回か呼吸が止まっていたよ」
など、同居している家族から指摘されることがあるかもしれません。そんなときこそ、治療のチャンス。専門機関にしっかりかかって、睡眠を改善しましょう。
家族にとっても、「呼吸が止まっているのが気になる」というのは、結構大きなストレスです。睡眠時無呼吸症候群の改善はいびきの改善にもつながります。

# 6章

# 45歳からの睡眠改革⑤
# 睡眠の量を変える

## 「45歳以上で短時間睡眠が合う確率」は「ハーバード大学の合格率」よりはるかに低い

人生の時間の3分の1を日々費やしている睡眠ですが、実は、様々な誤解が蔓延《まんえん》しています。中でも一番の誤解は、「睡眠の長さ」に関するものです。

ここまで読んでくださっていても、まだ次のように思っている方はいませんか？

「自分は長い時間寝なくても大丈夫」
「7時間も寝たら、長すぎる。6時間睡眠が、自分にはちょうどいいんです」
「僕は3時間確保できれば大丈夫です」
「私のベストの睡眠時間は5時間です」

このようにおっしゃる方は、私のクリニックに訪れる方の中にもたくさんいます。

特に最近、「ショートスリーパー」「ロングスリーパー」という言葉を聞く機会が増えました。

たしかに、世の中には5時間を切るような短時間睡眠でも大丈夫、という方もいるようですが、何を根拠に大丈夫といっているのでしょうか。そういう方の脈拍は必ず高値を示します。つまり心臓には、大きな負担となっているのです。

ただし、この睡眠時間と体質の問題は、実は若い頃——45歳くらいまで——は、ある程度、「体力と気合いでカバー」できてしまいます。たまによく眠って睡眠負債を返済すれば、なんとでもなる。詳しくは43ページでお伝えしたように、それがいわば、**「若さの特権」**です。

しかし、45歳を過ぎたあたりから、睡眠時間によって削られるものが、あなたの健康や寿命そのものに直結していくようになるのです。

ところで、睡眠に関する情報の中には、

「90分の倍数の時間寝れば、短眠でもよい」
「トレーニングによって、ショートスリーパーになれる」
などと謳《うた》ったものもありますが、それらには、**科学的根拠はありません。**それなのに、「短時間睡眠のほうが、都合がいい」という人たちによって、その説はつくり上げられ、広められているのです。

生活習慣病と睡眠を専門に見ている立場からすれば、1日24時間しかない中で、ベストの睡眠時間が1日に数時間も違う、ということはあり得ません。睡眠時間の必要量は、人種や性別が違っても、ほぼ同じです。

## エリートたちは量の大事さを知っている

では、実際の日本人の平均睡眠時間は、どのくらいなのでしょうか。

ＯＥＣＤ（経済協力開発機構）の国際比較データによると、加盟国に中国、インド、南アフリカを加えた２０１６年の「睡眠時間の平均」は、韓国に次ぐワースト２位、女性に至っては最下位という結果が出ています。
1位の南アフリカが男女ともに約9・2時間の睡眠を確保しているのに対して、日本は男性約7・8時間、女性は7・6時間と1時間半ほどの差がついてしまっています。

しかし、このお話をクリニックに訪れる患者さんにいうと、皆さん、逆の方向で驚かれます。

「え、日本人は平均で7・5時間以上眠っているのですか。意外に長いんですね」
「みんな、そんなに眠っているんですか。ワースト2、最下位などといっても、7時間半以上寝ているのだからいいんじゃない？」

といった反応です。ご自身が4〜6時間という睡眠時間であったり、周囲にも睡眠に悩んでいる方が多いため、このような反応になるのでしょう。

実際、日本でもかなりの方が、十分な睡眠をとっています。私の印象では、都市部よりもいわゆる地方のほうがよく眠っていますし、ご高齢の方々も多くが、しっかり睡眠時間を確保しているようです。

一方で、働き盛り・子育て世代の40〜50歳くらいの方に目を移すと、状況は一変します。寝る間を惜しんで仕事や勉強をしている、子育てに追われている、仕事と子育てを両立している、夜更かしの習慣が身についてしまっている……など、多くの方が自身の貴重な睡眠時間を明け渡してしまっているのです。

例えば子どもがまだ幼く、夜泣きが絶えない、などは、たしかにやむを得ない睡眠不足でしょう。もちろん、その一時期は、親子にとって必要な時期。睡眠の専門家としては、応援するしかありません。

しかし、そんな時期は、人生においてもほんの数年。それ以外の時期は、睡眠に対する考え方や気の持ち方で、変えていくことができるはずです。

実際、3章でご紹介したマイクロソフト創業者のビル・ゲイツも、アップルCEOのティム・クックも、世の中の平均よりは短いとはいえ、ともに7時間の睡眠を確保しています。

あるいは、夜更かしのイメージの典型例である漫画家の水木しげるさんはどんなに忙しくても10時間は眠っていたといいますし、イチロー選手も睡眠時間は9時間といわれています。

睡眠時間が長ければいいというものでもありませんが、本当のプロフェッショナルというのは皆、**「自分がどれだけ寝ているか」ということに意識的**です。なぜなら、きちんと睡眠をとらなければ、最高のパフォーマンスを発揮することが難しいからです。

もし、あなたが今、子どもの夜泣きに悩まされていないにもかかわらず、睡眠の優先順位を低く捉えてしまっているとしたら、それは、**自分で自分の能力や人生を制限しているこ**とに他ならないのです。

睡眠の量を増やす法 01

# 睡眠時間は自分で「つくる」

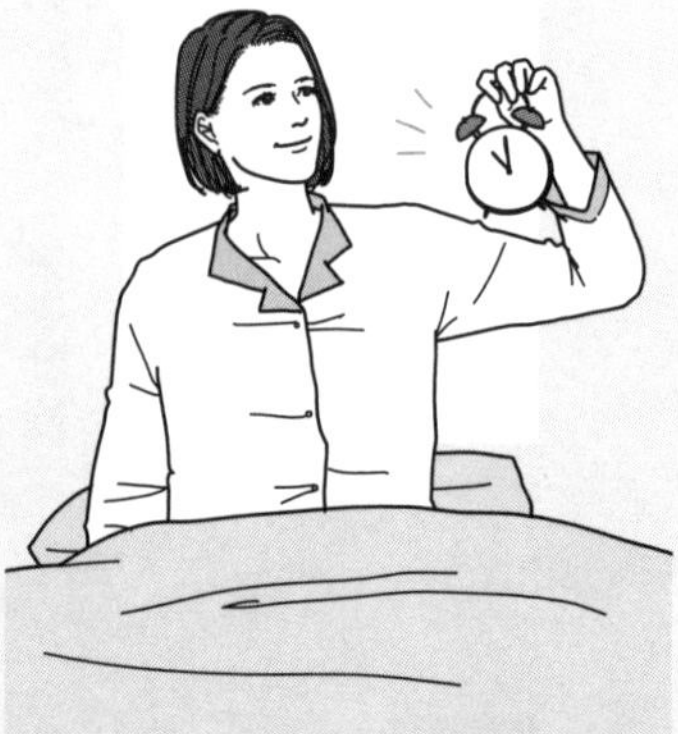

睡眠の量を増やすには、コツがあります。

それは、睡眠時間を、「結果（＝とる）」ではなく「目標（＝つくる）」で捉えることです。よく聞くのが、

「仕事が終わらず残業していたら、夜の12時になりました。その後、いろいろやって寝たのが1時半で、朝は6時起床なので、4時間半睡眠になりました」

という、「結果としての睡眠時間」です。

しかし、本書で示したデータから、7・5時間の睡眠が一番、私たちの体に合っている、ということはもう明らかなわけです。いきなり7・5時間眠るのは無理でも、

## 「7・5時間寝るために、こうしよう」

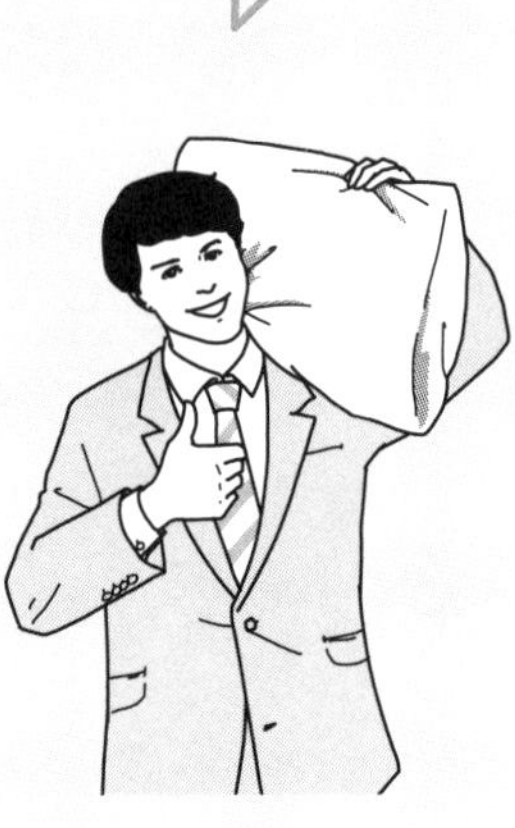

という思考を持ってみてください。睡眠を予定のひとつとして含めてしまうわけです。

例えば、翌朝6時に起きるなら、10時過ぎからは「睡眠」と予定に入れてしまう。ベッドに横になる。そのためには何時に仕事をあがって……と逆算して考えます。仕事が長引いたりすれば、その時間通りに眠ることは難しいかもしれませんが、これだけで睡眠時間を確保できる可能性はぐんと上がります。

ちなみに私は、毎朝5時半に起きると決めているので、逆算して考えると10時にはベッドに入ることにしています。

## ■付き合い・飲み会……予定が狂ってしまうときは？

睡眠を予定に入れてしまうと、夜、別の予定を入れにくくなります。仕事や付き合いで、そもそも帰りが11時などということもあるでしょう。

そんなときは、1週間のうちにその不足分を補います。どこかで昼寝の時間をとったり、週末に長く寝るようにするのです。

例えば1日、寝るのが遅くなって、2時間の睡眠負債になってしまったとしても、それを返済するのはけっこう大変です。日中、働いている人であれば、普段より2時間を多く寝る時間をとろうとしても、10時間近く寝る時間的な余裕はとれないでしょう。

たった2時間でも返済が難しいのですから、溜め込まないことが肝心なのです。

睡眠の量を増やす法 02

# 賢く昼寝をとる

睡眠不足を蓄積してしまったから、昼寝をしよう。

そう思っても、普段昼寝をしていなければ、なかなか寝つけないかもしれません。

そこで、ここでは昼寝のコツをお伝えします。

まず、週末であれば、**1日3時間程度の昼寝**がおすすめです。3時間の単位であれば、レム睡眠、ノンレム睡眠のサイクルが生じ、自然のリズムで起きやすくなります。昼寝から起きる時間を、まだ日が出ている頃にすれば、バイオリズムも狂わないので、夜の睡眠への影響も抑えられます。冬であれば4時頃、夏でも5時過ぎには昼寝を終

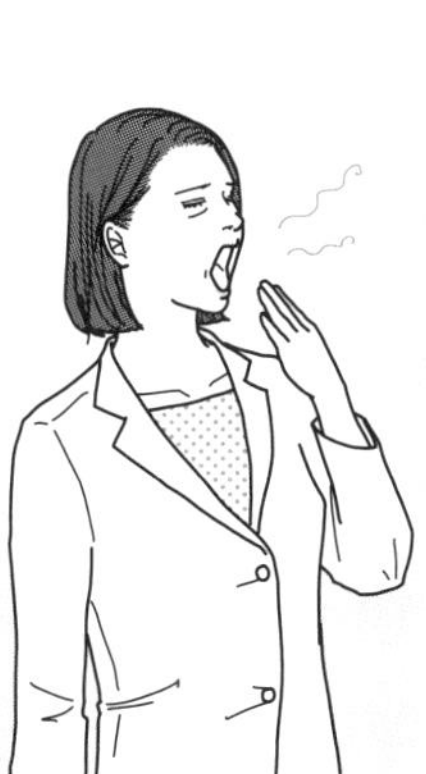

えるようにしましょう。

それでも「昼寝をすると、夜眠れなくなる」という人は、睡眠が足りていると見ていいでしょう。普段不足している人は、3時間の昼寝で夜眠れないということはありませんから、安心して昼寝をしてください。

また、最近は平日、「15分ほど昼寝をする」という方も増えているようです。

残念ですが、このような短時間の昼寝に、睡眠負債を返済する役割はありません。しかし、「目と脳を休める」という意味では効果があります。目は脳の出先機関ですから、使いすぎると脳も疲れてしまいます。15分でも休ませることで、目も頭もスッキリします。

# 03

# 「睡眠は訪れる」もの——いつ来てもいいように準備する

睡眠の改善に関しては、現在の日本では万全とはいえません。

「眠れない」と一言で片付けてしまう「睡眠障害」ですが、大きく2つの種類に分かれます。入眠できない「入眠困難」と途中で起きてしまう「中途覚醒」です。

起こっていることが違うのですから対処法も違って当然、といいたいところですが、症状別のケアがしっかりできているとはいいがたいのが現状です。

特に、落ち込みやうつなどを併発して精神科やメンタルクリニックに行くと、どちらのタイプの「眠れない」なのかも聞かれないこともあるようです。それどころか、ただ睡眠薬や睡眠導入剤、安定剤などが処方されてしまうケースも少なくありません。

でも、**そもそも睡眠は、薬で改善するものではありません。**

睡眠のことを学び、「高い質の睡眠がとれる状態」に自分を整えることができれば、自然に睡眠は訪れます。そこにはストレスも不安もないのです。

## ■睡眠薬では睡眠は改善しない

今、「眠れない」のには、2種類あるというお話をしました。

- **入眠できない「入眠困難」**
- **途中で起きてしまう「中途覚醒」**

これ以外にも、

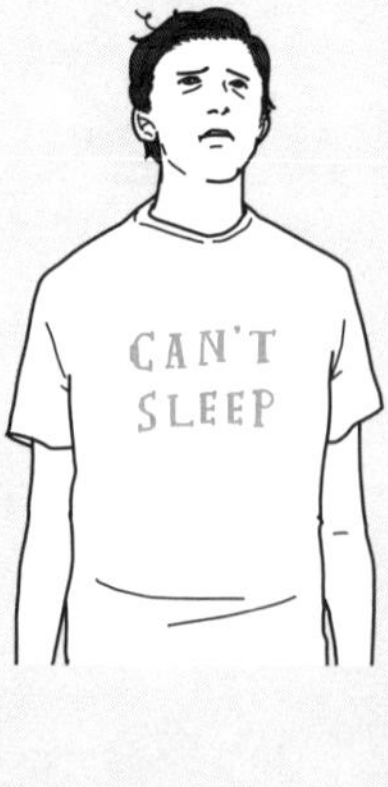

## ■寝ているのに「眠りが浅い」

という睡眠障害もあります。睡眠時無呼吸症候群の方の多くは、この部類に入ります。寝てはいるのですが、睡眠深度が非常に浅いために、本人は寝た気がしないのです。

ＩＴ企業でシステムエンジニアとして働くＥさん（47歳、男性）は、

「よく眠れない」

と私のクリニックにやってきました。ベッドの上にいる時間の何%寝ているかの指標である「睡眠効率」を測ってみると、90%。実際は、ベッドにいる間のほとんどの時間、眠っているわけです。しかし、重症の睡眠時無呼吸症候群があるために、睡眠深度が非常に浅く、一番深い所でもステージ2までしか到達していませんでした。

Ｅさんは精神科で睡眠薬を3種類も処方されており、昼間眠すぎて仕事をすることができなくなり、休職している最中でした。これでは何のために睡眠薬を飲んでいるのかわかりません。Ｅさんは異常な食欲から体重が増えただけでなく糖尿病を併発し、

その治療も行なっていました。

私はEさんと話をして、睡眠薬をすべてやめてCPAPの治療に切り替えることにしました。すると4カ月後には治療の成果が出て、毎日熟睡できるようになりました。現在もCPAPの使用は続けているものの、体重も3キロ減り、糖尿病のコントロールの指標であるHbA1cの値も6・0付近に落ち着いています。

Eさんのように、睡眠時無呼吸症候群が主な原因であるのに、糖尿病患者として糖尿病薬で治療をしているというケースは多々あります。糖尿病だけでなく、高血圧、うつ病なども同じです。

原因を正さなければ、いくら治療をしたとしても思うような成果は得られないばかりか、処方される薬が増えたり、強くなったりすることもあります。

その困った症状を引き起こしているのは、何か。もしかすると睡眠ではないか。一度振り返ってみることが必要です。

# 眠れないときの過ごし方

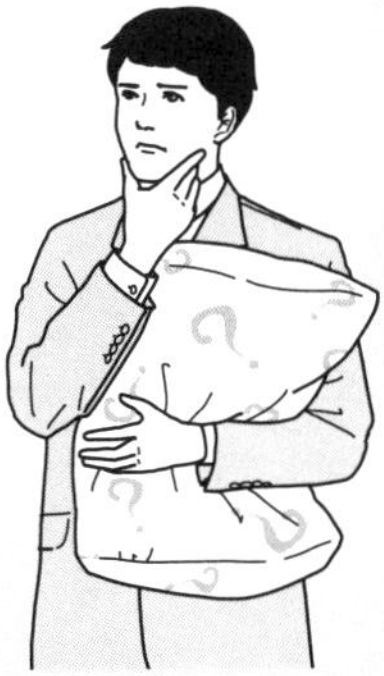

「眠れないなら、いっそのこと起きて他のことをするのがいい」という方もいますが、私は反対です。別のことをしていたら、いつまで経っても眠くはなりません。眠れないときに、起きてテレビを見たり、スマホを見たりしていては眠る態勢にはなりません。

そんなときには、**電気を消して布団に入り、目をつぶってじっとしている。**お話ししたように目は脳の出先機関で、眼球の中にある視神経までは脳なのです。ですから、目からの情報をシャットアウトするだけでも、脳は随分と休まります。

「こうやって目をつぶって、ゴロゴロしているだけで脳は休まるんだ」

と考えて、焦ることなく、ゆったりと布団の中にいてください。

もし、何もしないのがひどく苦痛、という方は、布団の上で横になって本を読むのだけはOKです。液晶画面の刺激よりもソフトな、紙への反射光で目を少し疲れさせ、入眠を促します。その際、電気は手元で消すことができるようにしておきましょう。起き上がった瞬間に、眠気が飛んでしまってはもったいないですからね。

なお、眠れないからといって、アルコールを飲むのはいけません。アルコールには直接の睡眠誘導作用がないだけでなく、飲みすぎると中途覚醒作用をもたらしてしまいます。アルコールを飲んで眠くなるのは、普段寝不足の人。ですから、睡眠負債が溜まった週末のランチで、ワインを1杯飲んで昼寝をする、という使い方はできます。しかし、2杯、3杯……と飲んでしまうと、覚醒作用が働いて、眠くなくなってしまいます。お酒好きの方は、注意が必要です。

睡眠の量を増やす法 05

# 瞑想タイム&感謝の気持ちを持つ

スムーズに眠りにつくための一番のおすすめは、簡単に**瞑想をする**ことです。電気を消して寝る姿勢で、呼吸を整えていきます。そして思考を止めて、瞑想状態に到達する……その前に、ほとんどの場合は、気がついたら寝てしまいます。

また、瞑想にはテロメアを長くする効果もあることがわかっています。

あるいはじっくり振り返って、「感謝の気持ちを持つ」ことも、心と体を瞑想に近い状態に持っていってくれます。「今日は同僚に助けられた」など、その日にあったことでもいいですし、昔の恩師の言葉を思い出したりするのもいいでしょう。

普段から感謝をして過ごしている人というのは、よく眠れることが多いようです。

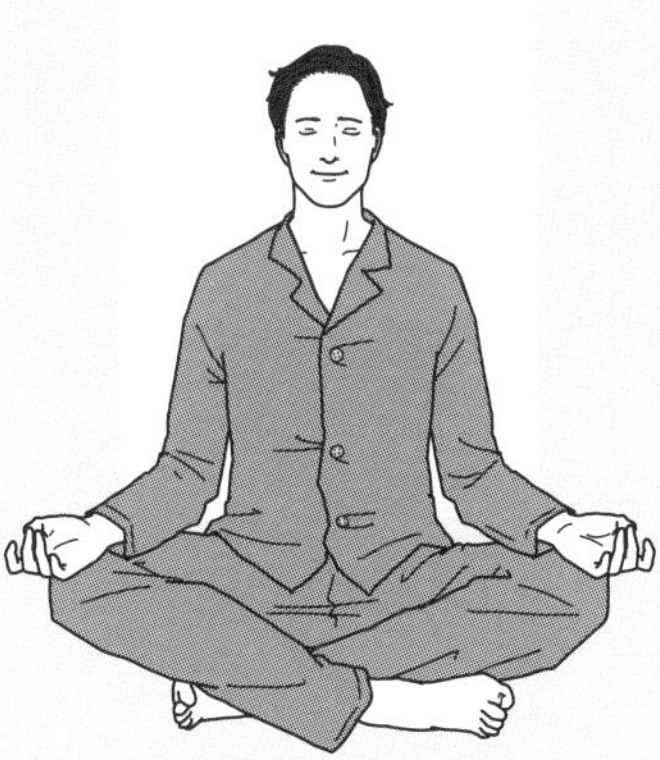

睡眠の量を増やす法 06

# どんなに忙しくても「4時間半」は死守

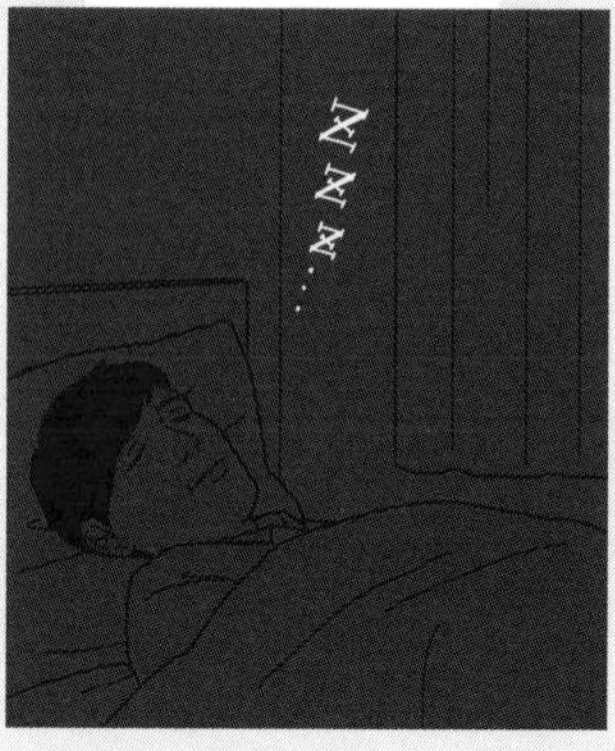


忙しくてどんなに寝る時間がとれなくても、**4時間半の睡眠は確保**してください。

4時間半眠ることができれば、深い睡眠であるノンレム睡眠を3サイクル経ることができます。脳の老廃物は掃除することができ、最低限の脳の健康を維持できるでしょう。しかし、行動や記憶をリプレイして定着させるためのレム睡眠は不十分ですから、何かを暗記する、覚えておくという面でのマイナスは残ります。

3時間をきると、脳の回復もままならず次の日に疲れが持ち越されることになります。オーバーヒートしたパソコンを使い続けるようなもので、そんな睡眠が連続すれば、いつ壊れてもおかしくはありません。

# おわりに

私は目覚まし時計をかけません。

まだ睡眠負債が溜まっていた頃は起きられないときもありましたが、負債を完済した今は、毎日、眠りについて7時間半経つと、自然に目が覚めるようになりました。けたたましいベルの音で無理矢理起こされるのと、自然に目が覚めるのとでは、1日の始まりに大きな差が出ます。

これは私だけが特別にできるということではありません。どうも人間の睡眠のグランドデザインというのは、この本で述べてきた7時間半のようなのです。睡眠に関する実験は、多く行なわれています。例えば囚人に2週間好きに睡眠をとらせるという実験をすると、最初はバラバラであった睡眠時間が、最終的には7時間半のあたりに収まってくるといいます。人は、睡眠がきちんととれるようになってくると、7時間半で自然に目覚めるようになるのです。

本書を読み、睡眠について学んでくださった皆さんには、なるべく早く睡眠負債を返済し、目覚まし時計なしで起きるという生活を獲得していただけたらと思います。

著者紹介

**田中俊一**（たなか・しゅんいち）

医学博士。横浜市立大学大学院客員教授、医療法人みなとみらい理事長。

早稲田大学理工学部数学科を経て横浜市立大学医学部卒業後、同大講師を経て1997年に金沢内科クリニック（現医療法人みなとみらい）を設立、その後渡米しニューヨーク市立大学 Mt.Sinai School of Medicine, assistant professor、国際医療福祉大学大学院教授、横浜市立大学大学院教授を歴任し現職。

毎月8000名の生活習慣病の治療に睡眠から取り組む、睡眠と糖尿病のスペシャリスト。

日本テレビ系「世界一受けたい授業」「ヒルナンデス！」、フジテレビ系「バイキング」、テレビ朝日系「中居正広のミになる図書館」など、メディア出演多数。

## 45歳《さい》からは「眠《ねむ》り方《かた》」を変《か》えなさい

闘うビジネスマンの脳と体を最高レベルにする方法

2018年10月23日　第1刷発行
2024年 7 月22日　第2刷発行

著者　田中俊
デザイン　藤塚尚子
イラスト　二階堂ちはる
企画協力　田代貴久（キャスティングドクター）、岩谷洋昌（H & S株式会社）
編集協力　黒坂真由子
校正・校閲　株式会社文字工房燦光
編集　宮本沙織
発行者　山本周嗣
発行所　株式会社文響社
〒105-0001　東京都港区虎ノ門2-2-5　共同通信会館9F
ホームページ：http://bunkyosha.com
お問い合わせ：info@bunkyosha.com
印刷・製本　中央精版印刷株式会社


この本に関するご意見・ご感想をお寄せいただく場合は、
郵送またはメール（info@bunkyosha.com）にてお送りください。